Apotheker M. Pahlow

SO HELFEN HEILPFLANZEN BEI

BLASEN- UND NIEREN-BESCHWERDEN

Reizblase, Blasenkatarrh, Bettnässen,
Prostata-Beschwerden, Nierengrieß,
Blasenentzündung mit Heilpflanzen behandeln.
Empfehlungen für die Blutreinigung.
Mit Anleitungen: Heilpflanzen selbst ziehen.

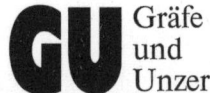

GU Gräfe und Unzer

Wichtiger Hinweis

In diesem GU Heilpflanzen-Ratgeber ist die Behandlung von Blasen- und Nieren-Beschwerden mit Heilpflanzen-Zubereitungen dargestellt. Jeder Leser ist aufgefordert, in eigener Verantwortung zu entscheiden, ob und inwieweit die Phytotherapie für ihn eine Alternative oder Ergänzung ist zur »Schulmedizin«. Bitte beachten Sie die *Grenzen der Selbstbehandlung*, die für die dargestellten Beschwerden jeweils angegeben sind, und die *Zubereitungs- und Anwendungsvorschriften* für die empfohlene Behandlung.

Bei Blasen- und Nieren-Beschwerden ist es in jedem Fall empfehlenswert, die Diagnose durch den Arzt stellen oder bestätigen zu lassen. Nur in Absprache mit dem Arzt sollte die Behandlung mit Heilpflanzen durchgeführt werden.

Foto Umschlag-Vorderseite: Löwenzahn (*Taraxacum officinale*)

Mannfried Pahlow

1926 in Martinshagen (Pommern) geboren, studierte in Braunschweig Pharmazie. Nach dem Staatsexamen arbeitete er als Stadt- und Landapotheker und ist heute Besitzer der Stadtapotheke in Bogen an der Donau. Apotheker Pahlow ist Verfasser von Fachbüchern für Apothekenpraktikanten und von populären Heilpflanzen-Büchern (unter anderen *Das große Buch der Heilpflanzen*). Er ist Mitglied der Gesellschaft für Phytotherapie. 1963 wurde ihm von der Deutschen Pharmazeutischen Gesellschaft die Sertürner-Medaille verliehen.

CIP-Titelaufnahme der Deutschen Bibliothek

Pahlow, Manfred:
So helfen Heilpflanzen bei Blasen- und Nieren-Beschwerden: Reizblase, Blasenkatarrh, Bettnässen. Prostata-Beschwerden, Nierengrieß, Blasenentzündung mit Heilpflanzen behandeln. Empfehlungen für die Blutreinigung; mit Anleitungen: Heilpflanzen selbst ziehen / M. Pahlow. – 1. Aufl. – München: Gräfe und Unzer, 1989
(Ganzheitlich leben)
ISBN 3-7742-4253-4

Redaktion: Doris Schimmelpfennig-Funke
Lektorat: Ruth Klingemann
Typografie: Robert Gigler
Herstellung: Felicitas Holdau
Fotos: Eigstler U1, König U2-3, Lauber U2-4, U3-2, Pott U2-1, Reinhard U3-4, Schimmitat U2-2, Schrempp U3-1, Wothe U3-3.
Umschlaggestaltung: Heinz Kraxenberger
Reproduktion: SKU Reproduktionen GmbH
Druck und Bindung:
Buch- und Offsetdruckerei Wagner GmbH
ISBN 3-7742-4253-4

Inhalt

Ein Wort zuvor

Heilpflanzen haben eine recht wechselvolle Geschichte: Einstmals waren sie die einzigen heilenden Mittel, die man kannte; das Wissen um ihre Wirkung wurde von Generation zu Generation weitergegeben. Die Arzt-Botaniker der Antike waren es zunächst, dann, im Mittelalter, die Mönche, die das Erfahrungswissen schriftlich niederlegten. Viele Autoren haben in ihren Werken wesentliche, zum Teil heute noch gültige Aussagen über die heilende Wirkung von Pflanzen gemacht – im vierten vorchristlichen Jahrhundert waren es beispielsweise Hippokrates und seine Schüler, einhundert Jahre später Aristoteles, im zweiten nachchristlichen Jahrhundert wohl vor allem Galenos (Galen), achthundert Jahre später die Äbtissin Hildegard von Bingen, um nur einige zu nennen.

Philippus Theophrastus Bombastus von Hohenheim, genannt Paracelsus (1493 bis 1541), bereicherte die Behandlung mit Heilpflanzen auf seine Weise: Er stellte die Signaturenlehre auf, nach der ein jedes Kraut durch Farbe oder Aussehen auf seine Verwendbarkeit hinweisen soll.

Um 1600 herum wurde die Entwicklung der Heilpflanzenkunde kurzfristig vernachlässigt dadurch, daß chemische Verbindungen in die Medizin eingeführt wurden. Dennoch vertrauten die Menschen weiterhin auf die heilenden Kräfte der Pflanzen.

Mit der Erfindung des Buchdrucks erlangten Kräuterbücher weite Verbreitung; im sechzehnten und siebzehnten Jahrhundert erschienen die Werke von Leonhard Fuchs, Hieronymus Bock, von Petrus Andreas Matthiolos – Namen, die Heilpflanzenkennern noch heute geläufig sind. Im neunzehnten Jahrhundert dann gaben der »Wasserdoktor«, Pfarrer Sebastian Kneipp, und der Schweizer Kräuterpfarrer Künzle der Heilpflanzenkunde neue Impulse.

Mittlerweile ist die Phytotherapie, die Heilpflanzenkunde, zu einer Wissenschaft geworden; Pflanzeninhaltsstoffe werden bestimmt, ihre Wirkung wird erforscht, es findet Erklärung, was man zuvor nur aus Erfahrung wußte.

Aus der Medizin sind Heilpflanzen nicht mehr wegzudenken; gerade die erfolgreichsten Medikamente enthalten oft Pflanzenwirkstoffe.

Vielleicht erinnern Sie sich: In den fünfziger Jahren wurden die Heilpflanzen wiederum für kurze Zeit von chemischen Präparaten verdrängt. Um ihrer schnellen Wirkung willen kritiklos auch zur Behandlung von Alltagsbeschwerden eingesetzt, schadeten diese Mittel aber oft mehr, als sie nützen konnten.

Denn: Was wirksam ist, hat auch Nebenwirkungen! Je schneller und stärker ein Mittel wirkt, desto größer können die Nebenwirkungen sein.

So besann man sich wieder auf die Heilkräfte bewährter Arzneikräuter. In dieser Renaissance der Heilpflanzen wurde aber auch Wesentliches übersehen: die Grenzen ihrer Anwendbarkeit! Heilpflanzen wurden unterschiedslos als Heilmittel »aus der Apotheke Gottes« bejubelt, ihr Einsatz in verantwortungsloser Weise auch für jene Fälle empfohlen, in denen sie nichts ausrichten.

Heilpflanzen können Heilung bringen, sie können lindernd und sie können vorbeugend wirken – Wundermittel allerdings sind sie nicht. Eine Phytotherapie ist nur dann erfolgreich, wenn die richtigen Heilpflanzen gezielt eingesetzt und die Grenzen ihrer Anwendbarkeit sorgfältig beachtet werden – vor allem bei einer Selbstbehandlung.

In der Reihe *GU Heilpflanzen-Ratgeber* informiere ich Sie, verehrte Leser, über die verantwortungsbewußte Selbstbehandlung mit Heilpflanzen-Zubereitungen – mit Tees, Tinkturen, Bädern, Inhalationen, Umschlägen, Auflagen oder Waschungen. Dafür habe ich hauptsächlich jene Heilpflanzen ausgewählt, die wissenschaftlich weitgehend erforscht, und in ihrer Heilwirkung vom Bundesgesundheitsamt auch anerkannt sind – Heilpflanzen also, auf die Verlaß ist.

In diesem Buch gebe ich Ihnen genaue Anleitungen für die Selbstbehandlung von *Blasen- und Nieren-Beschwerden.* Bitte informieren Sie sich sorgfältig über die vorschriftsmäßige *Zubereitung der Heilpflanzen-Anwendungen,* vor allem der Tees (→ Seite 9). Auch die Beachtung der angegebenen *Dosierungsvorschriften* ist unabdingbare Voraussetzung für die Wirksamkeit der Heilpflanzen.

Um die Qualität der Drogen, der getrockneten Heilpflanzen, zu erhalten, ist es notwendig, sie sachgerecht aufzubewahren; alles, was Sie über die *Aufbewahrung* wissen müssen, habe ich Ihnen zusammengestellt (→ Seite 8).

Der *Wegweiser zur richtigen Behandlung* (→ Seite 40) führt Sie schnell zu der für Sie passenden Anwendung.

Die im Frühjahr und Herbst beliebten »Blutreinigungs-Kuren« werden in diesem Buch beschrieben. Sie erfahren ebenfalls, was bei gutartigen Prostata-Beschwerden durch Heilpflanzen-Anwendung gebessert werden kann.

Denken Sie daran: Heilpflanzen sind keine Allheilmittel! Deshalb gilt es, die *Grenzen der Selbstbehandlung* genau einzuhalten. Dazu habe ich Ihnen zum einen allgemeingültige Hinweise gegeben (→ Seite 7), zum anderen spezielle Warnungen bei einzelnen Beschwerdekomplexen.

Ich wünsche mir, daß dieses Buch Ihnen und Ihrer Familie ein verläßlicher Ratgeber ist.

Apotheker Mannfried Pahlow

Einführung und Anleitung

Wie wirken Heilpflanzen?

Früher hat man sich recht wenig Gedanken darüber gemacht, worauf die Wirkung von Heilpflanzen beruht. Aufgrund von Erfahrungen, die durch viele Generationen erworben und weitergegeben wurden, wußte man, daß bestimmte Pflanzen zahlreiche Erkrankungen lindern und ihre Heilung unterstützen können. Auf diese Erfahrungen verließ man sich – man mußte sich darauf verlassen, denn es war noch nicht möglich, Pflanzen und ihre Heilwirkung wissenschaftlich zu untersuchen.

Heute müssen wir uns nicht mehr nur mit der Erfahrung unserer Vorfahren zufriedengeben; wir wissen inzwischen, warum Heilpflanzen so wertvolle Arzneimittel sind. Mit Hilfe moderner wissenschaftlicher Methoden können die Inhaltsstoffe jeder Pflanze isoliert, analysiert und auf ihre Wirkung hin geprüft werden. Unendlich viele Stoffe sind dabei in den Zellen und dem Zellsaft unserer Heilpflanzen aufgespürt worden: wirksame und (scheinbar) unwirksame, oft in größerer Menge, oft nur in Spuren. Nach und nach gelang es der Wissenschaft, definitiv festzustellen, welche Heilpflanzen wirksam, welche ungeeignet sind.

Die Bedeutung einer Heilpflanze sollte man aber nicht allein nach Art und Menge der gefundenen Wirkstoffe beurteilen; die »kleinen«, die »unscheinbaren« Begleitstoffe in einer Heilpflanze bestimmen die Wirkung entscheidend mit. Heilpflanzen sind nicht allein Wirkstoffträger, sie sind gewachsene Heilkraft. Die typische Wirkung einer Heilpflanze beruht auf der Gesamtheit aller ihrer Inhaltsstoffe, wobei Gesamtheit mehr ist als nur die Summe der unterschiedlichen Stoffe, die in einer Pflanze enthalten sind.

Viele Heilpflanzen sind zur Behandlung jeweils mehrerer Krankheiten und Befindlichkeitsstörungen geeignet – das ist das Besondere an ihnen: Kamille zum Beispiel hilft bei Magen- und Darm-Beschwerden; Kamille ist ein Wundheilmittel; Kamille ist aber auch wirksam bei Blasen- und Nieren-Beschwerden.

Fast alle Heilpflanzen aktivieren den gesamten Körperstoffwechsel. Sie können in akuten Fällen, also bei plötzlich auftretenden Befindlichkeitsstörungen, auch sofort wirken. Bei Beschwerden, die schon länger andauern, entfalten Kräuter-Tees ihre Wirkung meist erst bei kurmäßiger Anwendung, wenn sie also über einen Zeitraum von vier bis sechs Wochen nach Vorschrift angewendet werden. Mit einer Tee-Kur werden die Beschwerden nicht nur gelindert, vielmehr können damit die Selbstheilungskräfte des Körpers so wirksam unterstützt werden, daß die Krankheit ausheilt.

Heilpflanzen sind wirksam, und was wirksam ist, kann auch Nebenwirkungen haben, die unerwünscht sind und schädigen können. Deshalb muß ich Sie ausdrücklich davor warnen, einen Heilkräuter-Tee eigenmächtig zum »Haustee« zu erklären, ihn also ständig zu trinken.

Die Grenzen der Selbstbehandlung

Bei Blasen- und Nieren-Beschwerden sind die Grenzen der Selbstbehandlung sehr eng anzusetzen. Das liegt nicht daran, daß es keine wirksamen Heilpflanzen gegen diese Beschwerden gibt; das Problem ist vielmehr die richtige Diagnose. Nur der Arzt kann klären, welche Ursachen Ihre Beschwerden haben. Eine Selbstbehandlung darf daher nur nach Rücksprache mit dem Arzt erfolgen.

Bitte beachten Sie:
• Gehen Sie zum Arzt und lassen Sie klären, welche Ursachen Ihre Beschwerden haben.
• Besprechen Sie mit Ihrem Arzt, ob (und gegebenenfalls welche) Behandlung mit Heilpflanzen ratsam ist.
• Vor einer Selbstbehandlung von Nierenerkrankungen muß ich nachdrücklich warnen. Die Niere ist eines unserer wichtigsten Organe, ihr Versagen lebensgefährlich! Ärztliche Behandlung ist daher oberstes Gebot.

Gehen Sie sofort zum Arzt:
• Bei krampfartigen Schmerzen in der Nierengegend oder im Bereich der Blase mit hohem Fieber.
• Wenn Sie morgens mit geschwollenen Augenlidern aufwachen.
• Wenn Sie übermäßig durstig und müde sind und eine blasse Gesichtsfarbe haben.
• Wenn Ihr Harn trübe ist, rötlich gefärbt oder das Wasserlassen schmerzhaft ist.

Nierenkoliken sind so schmerzhaft, daß es sich erübrigt, zum Arztbesuch zu ermuntern; hier muß meist mit rezeptpflichtigen, stark wirkenden Arzneimitteln gegen den Schmerz vorgegangen werden.

Allen Männern, die Schwierigkeiten beim Wasserlassen haben, auch wenn sie keine Schmerzen verspüren, sei dringend geraten, einen Arzt aufzusuchen. Wahrscheinlich ist es die Prostata (Vorsteherdrüse), die sich im Alter bei den meisten Männern gutartig vergrößert und den Harnfluß vermindert; aber das muß abgeklärt werden, denn auch bösartige Wucherungen beginnen mit diesen Beschwerden.

Beachten Sie bitte auch die Hinweise in den folgenden Kapiteln dieses Buches!

Heilpflanzen richtig aufbewahren

Heilkräuter von hochwertiger Qualität bekommen Sie bei Ihrem Apotheker, denn er ist gesetzlich dazu verpflichtet, alle Heilpflanzen vor der Abgabe auf Reinheit und Qualität zu überprüfen. Die Qualitätskriterien für Heilpflanzen sind in den jeweils gültigen Arzneibüchern festgelegt. Diese Kriterien sind auch im Hinblick auf die als wirksam erkannten Inhaltsstoffe wie ätherische Öle und Bitterstoffe recht streng. Der Apotheker ist diesen Kriterien verpflichtet – er bürgt also für gleichbleibende Qualität.

Ihr Apotheker stellt Ihnen alle Tee-Mischungen zusammen. Er weiß, daß die Zahlenangaben in den Rezepten sich auf Gramm beziehen (zum Beispiel Kamille 20,0 = 20,0 Gramm Kamillenblüten).

Bewahren Sie Heilkräuter immer in dunklen Glasgefäßen oder in Weißblechdosen auf. So sind sie vor Lichteinfall und Feuchtigkeit geschützt und behalten ihre Qualität.

Wichtig ist auch die Beschriftung der Aufbewahrungsgefäße; getrocknete oder zerkleinerte Heilpflanzen, die Teedrogen, kann man nur schwer voneinander unterscheiden. Außerdem sollten Sie einen Zettel ins Gefäß legen, auf den Sie neben dem Datum, an dem Sie die Pflanze eingekauft oder Ihr Sammelgut aufbereitet haben, auch notieren, wer in Ihrer Familie mit diesem Tee behandelt worden ist, bei welchen Beschwerden und in welcher Dosierung er geholfen hat.

Heilpflanzen selbst sammeln?

Sollten Sie einige Heilkräuter selbst sammeln wollen, dann müssen Sie unbedingt umfassende botanische Kenntnisse besitzen.

Ob Ihre Kenntnisse ausreichend sind, können Sie relativ leicht selbst überprüfen. Stellen Sie sich doch einmal folgende Fragen:
• Kann ich die von mir gesuchte Heilpflanze in der Natur zweifelsfrei erkennen?
• Weiß ich, daß einige Heilpflanzen giftige »Doppelgänger« haben?
• Weiß ich, welche Heilpflanzen giftig sind und deshalb zur Selbstmedikation ungeeignet, weil lebensgefährlich?
• Weiß ich, welche Heilpflanzen geschützt sind und auf keinen Fall gesammelt werden dürfen?
• Weiß ich, in welcher Umgebung ich Heilpflanzen sammeln kann – erkenne ich, ob eine Wiese, ein Feld, ein Waldrand frei ist von Umweltverschmutzung?
• Weiß ich, zu welcher Tages- und Jahreszeit ich die Heilpflanze meiner Wahl sammeln soll, damit sie ihre optimale Wirkung entfalten kann?
• Weiß ich, welcher Pflanzenteil als »Droge« für den Tee genutzt wird – Blüten, Früchte, Samen, Wurzeln, Rinde oder das ganze Kraut?

Wichtig:
Wird die Wurzel verwendet, so verbietet sich das Sammeln von selbst, denn dadurch wird der Bestand der Heilpflanze gefährdet!

• Weiß ich, wie die Sammelausbeute sachgerecht aufbereitet wird? Wenn ja, habe ich die Möglichkeit dazu?

Sollten Sie mit Hilfe dieser »Gewissenserforschung« feststellen, daß Sie nur wenig über Heilpflanzen wissen, sich durch dieses Büchlein aber angeregt fühlen, mehr darüber zu erfahren, so können Sie mit Hilfe von bewährten Heilpflanzenführern Ihre Kenntnisse erweitern (→ *Bücher, die weiterhelfen,* Seite 48).

Einige der in diesem Buch genannten Heilpflanzen können Sie gut in Ihrem Garten oder im Balkonkasten selbst anbauen. Es sind Heilkräuter zur Tee-Therapie bei Blasen- und Nieren-Beschwerden; auch für »Blutreinigungs-Kuren« sind sie geeignet (→ Seite 20).

Zubereitung und Anwendung der Tees

Kräuter-Tees sind Arzneimittel; wie andere Arzneimittel wirken sie nur dann optimal, wenn sie gezielt angewendet und richtig dosiert werden. Auch die vorschriftsmäßige Tee-Zubereitung ist von größter Bedeutung: die verwendete Menge, die Wassertemperatur und die Dauer des Ausziehens; selbst die Art des Teetrinkens (schluckweise, warm, heiß oder kalt) ist bedeutsam. Bitte halten Sie sich bei alldem an die genauen Anweisungen in diesem Buch, damit der Tee seine Wirkung voll entfalten kann.

Um Ihnen den Umgang mit Heilpflanzen-Tees zu erleichtern, habe ich mich bemüht, für die meisten der in diesem Buch empfohlenen Tees eine einheitliche Art der Zubereitung zu finden.

Wenn bei den einzelnen Tee-Empfehlungen nichts anderes angegeben ist, gelten folgende Vorschriften:

• Zubereitung der Tees:

2 gehäufte Teelöffel voll Droge (Einzeltee oder Tee-Mischung) mit $1/4$ Liter siedendem Wasser übergießen, zugedeckt 10 Minuten lang ausziehen und durch ein Sieb abseihen.

• Anwendung der Tees:

2 bis 3 Tassen Tee schluckweise mäßig warm zwischen den Mahlzeiten trinken. Sie können die Tees mit Honig süßen, sofern Sie nicht zuckerkrank sind.

Bitte beachten Sie die im Text angegebenen Abweichungen gewissenhaft.

Tee-Aufgüsse können auch äußerlich angewendet werden für Umschläge und Auflagen, Voll- oder Teilbäder, Inhalationen und Dampfbäder. Auch zum Gurgeln, Mundspülen oder zu Waschungen gebraucht man Tee-Aufgüsse. Bei Blasen- und Nieren-Beschwerden sind äußerliche Anwendungen nur als Voll- oder Teilbäder (→ Seite 22), gelegentlich auch als heiße Heublumen-Auflage (→ Seite 24) angezeigt. Empfehlenswert ist auch das ansteigende Fußbad (→ Seite 24).

Diese Heilpflanzen helfen bei Blasen- und Nieren-Beschwerden

Blasen- und Nieren-Beschwerden können nur in wenigen Fällen selbst behandelt werden, denn die Gefahr der falschen Beurteilung der Beschwerden, des Übersehens ernsthafter Störungen durch den Laien ist sehr groß. Das bedeutet, daß bei Blasen- und Nieren-Beschwerden eine Zusammenarbeit mit dem Arzt unerläßlich ist! (Beachten Sie unbedingt die *Grenzen der Selbstbehandlung* → Seite 7.)

Der Arzt wiederum lehnt Phytotherapie (Behandlung mit Heilkräutern oder daraus hergestellten Medikamenten) keineswegs ab, sondern bedient sich gerne der zahlreichen Diuretika (harntreibende Mittel), der krampflösenden und desinfizierenden Heilpflanzen, nutzt Kräuter-Tees zur Durchspülungs-Therapie, setzt sie vorbeugend zur Verhinderung von Steinbildung in Niere und Blase ein und versucht, mit ihrer Hilfe vorhandene Steine auszutreiben. Auch bei der Behandlung gutartiger Prostatavergrößerungen, bei Bettnässen oder einer Reizblase sind Heilpflanzen unentbehrliche Helfer.

Wie in all meinen Büchlein dieser Reihe habe ich aus der großen Zahl der wirksamen Heilpflanzen jene ausgewählt, auf die Verlaß ist und die auch der Arzt einsetzt.

Die akute Blasenentzündung (Cystitis)

Sie beginnt meist plötzlich mit starken Beschwerden beim Wasserlassen, ständigem Harndrang mit Brennen, vor allem am Ende der Miktion (Harnausscheidung). Fieber ist nicht vorhanden.

Bitte beachten Sie:
Gehen Sie sofort zum Arzt, wenn Sie Fieber bekommen. In diesem Fall ist ärztliche Behandlung unerläßlich.

Auslösefaktoren einer akuten Blasenentzündung sind in der Regel Kälte und Nässe. Kalte Füße, nasse Badeanzüge im Sommer, Zugluft oder das Sitzen auf kaltem Boden schwächen die körpereigenen Abwehrkräfte, wodurch die in die Blase eingedrungenen Krankheitserreger aktiv werden können.

Sorgen Sie deshalb stets für warme Kleidung, halten Sie Füße und Hände warm und tragen Sie möglichst immer ein Unterhemd.

Haben Sie doch einmal kalte oder gar feuchtkalte Füße, dann nehmen Sie gleich ein ansteigendes Fußbad mit einem Zusatz von Schachtelhalmkraut oder Heublumen (→ Seite 24). Wer eine »schwache Blase« hat, also häufig unter einer unspezifischen akuten Blasenentzündung leidet, sollte diese Hinweise besonders sorgfältig beachten.

Die Hausmittelmedizin empfiehlt allen jungen Mädchen und Frauen, die eine »schwache Blase« haben, zweimal pro Woche ein Zinnkraut-(Schachtelhalm-)Bad entweder als Sitz- oder, besser noch, als Vollbad (→ Seite 23). Das kräftigt die schwache Blase und beugt Krankheiten vor.

Wenn es Ihnen nicht gelungen ist, den Infekt abzuwenden, hilft ein Tee aus Bärentraubenblättern. Beim Ansetzen ist folgendes zu beachten: Bärentraubenblätter enthalten sehr viel Gerbstoff, der den Magen belastet und unangenehme Nebenwirkungen wie Übelkeit und Erbrechen auslösen kann. Deshalb muß der Tee kalt angesetzt werden, wobei nur ein geringer Teil der Gerbstoffe, jedoch fast die gesamte Wirkstoffmenge ausgezogen wird. Tee-Mischungen, die Bärentraubenblätter enthalten, werden dagegen nicht kalt angesetzt; hier ist der Gerbstoffgehalt wesentlich geringer.

Zubereitung: 2 gehäufte Teelöffel voll Bärentraubenblätter mit ¼ Liter zimmerwarmem Wasser übergießen und unter häufigem Umrühren 5 bis 6 Stunden lang ausziehen. Abseihen und auf Trinktemperatur erwärmen.
Anwendung: 3 bis 5 Tassen Tee täglich trinken. Bärentraubenblätter-Tee wirkt aber nur, wenn der Harn alkalisch reagiert (→ Seite 30). Das erreicht man, indem man jeder Tasse Tee eine große Messerspitze voll Natron (Speisesoda) oder eine Tablette Bullrich Salz zufügt, langfristig aber auch durch Bevorzugung pflanzlicher Kost.

Bei der Behandlung der Cystitis hat es sich auch bewährt, statt eines Bärentraubenblätter-Tees eine Mischung folgender Zusammensetzung zu verwenden:

Tee-Mischung
Bärentraubenblätter	30,0
Kamillenblüten	20,0
Orthosiphonblätter	10,0
Bruchkraut	10,0

Zubereitung: → Seite 9.
Anwendung: 5 Tassen Tee pro Tag trinken, ebenfalls mit je einer großen Messerspitze voll Natron.

Bitte beachten Sie:
Gehen Sie zum Arzt, wenn die Beschwerden länger als 2 bis 3 Tage anhalten! In diesem Fall muß der Arzt stärkere Mittel einsetzen.

Wenn Sie die akute Phase überstanden haben, ist eine Nachbehandlung der Cystitis angezeigt. Trinken Sie viel Tee (1 bis 2 Liter täglich!), um die Bakterien restlos aus der Blase auszuschwemmen. Der Tee sollte diuretisch (harnvermehrend und harntreibend) wirken, was im akuten Stadium nicht erwünscht ist.

Hierfür bieten sich mehrere Tee-Mischungen an, die sich in ihrer Wirkung sehr ähnlich sind, sich aber geschmacklich unterscheiden. Probieren Sie einfach aus, welche Mischung Ihnen am besten schmeckt.

Tee-Mischung 1
Löwenzahnwurzeln mit Kraut	20,0
Ackerschachtelhalm	10,0
Hagebutten mit Kernen	10,0
Pfefferminzblätter	10,0

Tee-Mischung 2
Birkenblätter	20,0
Orthosiphonblätter	20,0
Fenchelfrüchte (zerstoßen)	10,0
Kamillenblüten	10,0
Süßholzwurzel	10,0

Tee-Mischung 3
Goldrutenkraut	20,0
Bohnenschalen ohne Samen	10,0
Brennesselblätter	10,0
Pfefferminzblätter	10,0
Holunderblüten	10,0

Zubereitung: 3 Eßlöffel voll der jeweiligen Mischung mit 1 Liter siedendem Wasser übergießen, zugedeckt 5 Minuten lang ausziehen und abseihen.

Anwendung: Zwischen den Mahlzeiten mehrmals eine Tasse Tee trinken, mindestens 1 Liter pro Tag, besser mehr. Süßen mit Honig ist vorteilhaft, Diabetikern aber verboten!

Von der unspezifischen akuten Blasenentzündung werden vor allem Mädchen und Frauen befallen. Das hängt damit zusammen, daß in mehr als der Hälfte der Fälle die Erreger Darmbakterien sind, die über die Harnröhre »einwandern«, die bei Frauen viel kürzer ist als bei Männern. Deshalb sind Frauen weit mehr gefährdet. Sie können aber durch hygienische Maßnahmen einer Blasenentzündung vorbeugen, indem sie sich angewöhnen, nach dem Stuhlgang die Reinigung mit Toilettenpapier von der Scheide weg in Richtung Steißbein vorzunehmen.

Bei Männern kann die Ursache einer Cystitis auch eine mangelhafte Blasenentleerung durch krankhafte Veränderungen der Vorsteherdrüse (Prostata) sein. Es bleibt ein Restharn in der Blase, in dem sich häufig Bakterien ansiedeln.

Zur Verbesserung der Blasenentleerung haben sich zwei Heilpflanzen bewährt: die Brennessel und der Löwenzahn. Sie bewirken eine Stärkung des Blasentonus und führen so zu einer Verringerung der Restharnmenge. Nach kurmäßiger Anwendung (3 bis 6 Wochen lang) der folgenden Tee-Mischung kann es wieder zu einer vollständigen Blasenentleerung kommen. Die Besserung der Beschwerden ist in der Regel von Dauer.

Tee-Mischung

Brennesselblätter	25,0
Brennesselwurzeln	25,0
Löwenzahnwurzeln mit Kraut	25,0

Zubereitung: 2 gehäufte Teelöffel dieser Mischung mit $^1/_4$ Liter kaltem Wasser übergießen, langsam zum Sieden erhitzen, 3 bis 5 Minuten lang ausziehen, dann abseihen.

Anwendung: 3 bis 5 Tassen Tee pro Tag trinken.

Querschnittgelähmte leiden sehr häufig unter einer chronischen Blasenentzündung oder einer immer wieder auftretenden (rezidivierenden) Cystitis. Hier hat sich eine Tee-Mischung aus Kamillenblüten, Bärentraubenblättern und Bruchkraut zu gleichen Teilen bewährt.

Zubereitung: → Seite 9.

Anwendung: 3 bis 5 Tassen Tee pro Tag trinken.

Blasen- und Nierensteine, Harngrieß

Harnsteinleiden zählen zu den häufigsten Krankheiten. Obwohl es sich nicht um eine »neue« Krankheit handelt (man hat Grund zu der Annahme, daß sie so alt ist wie die Menschheit), hat das Leiden in den letzten Jahren deutlich zugenommen. Etwa 3 Prozent der Bundesbürger sind davon betroffen; wir führen diese erschreckend hohe Zahl auf die veränderten Lebensgewohnheiten zurück. Wir essen mehr Eiweiß in Form von Fleisch, wir bewegen uns weniger und nehmen an Gewicht zu.

Harnsteine (ein Sammelbegriff für die Steine in der Niere, im Harnleiter oder in der Blase, der ihre Zusammensetzung nicht berücksichtigt) entstehen immer dann, wenn sich Salze aus dem Harn auskristallisieren und zu Konkrementen zusammenballen. Nur ein geringer Teil der Harnsteine macht Beschwerden. Viele bleiben in der Niere liegen, ohne daß der Betroffene davon etwas weiß; kleinere Steine gehen ab, ohne daß es Schmerzen verursacht. Erst wenn ein größerer Stein in den Harnleiter eingeschwemmt wird, kommt es zu kolikartigen Schmerzen. Der Harnleiter versucht, den Stein »auszuleiten«, was je nach Steingröße zu derart quälenden Schmerzen führt, daß der Arzt starke Schmerzmittel spritzen muß. Diese Steinschmerzen gehen meist von der

Nierengegend aus und strahlen in den Bauchraum, ja sogar in die Oberschenkel aus. Der Betroffene krümmt sich vor Schmerzen; oft ist ihm auch übel, und es plagt ihn heftiger Brechreiz.

Bitte beachten Sie:
So schmerzhaft Nieren- und Blasenkoliken auch sind, lebensgefährlich sind sie nicht. Auf jeden Fall sollten Sie aber sofort nach einer Nieren- oder Blasenkolik den Arzt aufsuchen!

Der abgehende Harn muß aufgefangen werden; zum einen, um kontrollieren zu können, ob der Stein abgegangen ist; zum anderen, um den abgegangenen Stein auf seine Zusammensetzung untersuchen zu lassen.

Harnsteine sind nämlich nicht einheitlich zusammengesetzt. Sie bestehen aus Harnsäure, Zystin, Oxalat, Phosphat oder Calcium. Häufig sind sie auch Gemische aus diesen Bestandteilen. Die Beschaffenheit gibt dem Arzt darüber Aufschluß, ob eine Chance für die Steinauflösung besteht oder nicht.

Ist der Stein abgegangen, kehrt wieder Ruhe ein. Ist er im Harnleiter steckengeblieben, muß er entfernt werden, damit der Harnabfluß ungestört erfolgen kann. Über zwei Drittel der Harnleitersteine gehen durch zusätzliche Maßnahmen von selbst ab. Und hier bewähren sich Heilpflanzen-Tees bestens.

Zunächst geht es jedoch darum, wie man beginnenden Koliken begegnen, wie man schon eingetretene Schmerzen lindern kann, ohne daß der Arzt starke Schmerzmittel injizieren muß.

Schmerzlinderung bei Koliken
Rechtzeitig eingesetzt, kann ein heißer Kamillen-Tee (Zubereitung → Seite 9) durch seine spasmolytische (krampflösende) Wirkung dazu beitragen, den Stein im Harnleiter leichter zu bewegen.

Aber es gibt weitere pflanzliche Spasmolytika wie Pfefferminzblätter, Fenchelfrüchte, Bruchkraut, Melissenblätter, Schafgarbenkraut oder Korianderfrüchte, die bei einer beginnenden Kolik helfen.

Tee-Mischung

Kamillenblüten	10,0
Pfefferminzblätter	10,0
Melissenblätter	10,0
Bruchkraut	10,0
Korianderfrüchte	5,0
Schafgarbenkraut	5,0

Zubereitung → Seite 9.
Anwendung: Bei Koliken 1 Tasse Tee möglichst heiß trinken.

Hilfreich ist auch eine Tee-Mischung aus Tausendgüldenkraut, Pfefferminzblättern, Kamillenblüten und Melissenblättern zu gleichen Teilen. Zubereitung → Seite 9.
Anwendung: Bei Koliken 1 Tasse Tee möglichst heiß trinken.

Für die Verwendung von Tausendgüldenkraut spricht die tonisierende (kräftigende) Wirkung des enthaltenen Bitterstoffes, die den Harnleiter beim Abtransport des Harnsteines unterstützt.

Schmerzlinderung bei Koliken bringen aber auch heiße Vollbäder und heiße Auflagen. Heublumen (→ Seite 35) zeigen die stärkste Wirkung. Ein 38 °C warmes Heublumen-Vollbad (→ Seite 22) kann spürbare Linderung bringen; die Heublumen-Auflage, der Heublumen-Sack (→ Seite 24), gilt als noch wirksamer.

**Austreiben der Nierensteine
durch den Wasserstoß**

Ist nach der Kolik wieder Ruhe eingetreten, dann kann, sofern der Stein nicht abgegangen ist, ein Wasserstoß erfolgreich sein.

Bitte beachten Sie:
Natürlich muß eine derartige Anwendung vorher mit dem Arzt abgestimmt werden. Ärzte, die der Naturheilkunde zugetan sind, begrüßen derartige Maßnahmen und empfehlen sie ihren Patienten.

Für den Wasserstoß trinkt man eine größere Menge Tee aus harntreibenden Kräutern. Dadurch entsteht eine kräftige Harnflut, die die Steine lockert und nach außen befördert.

Als harntreibende Teekräuter eignen sich vor allem der Löwenzahn (Wurzeln mit Kraut), die Goldrute (Kraut), der Ackerschachtelhalm (Zinnkraut) und die Birkenblätter. Ich gebe dem Löwenzahn-Tee den Vorzug.

Zubereitung und Anwendung: 3 Eßlöffel voll Löwenzahnwurzeln mit Kraut mit 1 Liter siedendem Wasser übergießen, 10 Minuten lang ausziehen, dann abseihen. Diesen Tee nun mit $1/4$ Liter lauwarmem Wasser verdünnen. Die ganze Flüssigkeitsmenge von nunmehr 1 $1/4$ Liter so schnell wie möglich trinken. Nach wenigen Minuten setzt eine Harnflut ein, die noch vorhandene Steine »abgehen« läßt (zur Kontrolle Urin sammeln und sieben).

**Vorbeugemaßnahmen gegen
die Bildung von Harnsteinen**

Wie bei allen Krankheiten ist es immer besser vorzubeugen, als heilen zu müssen. Wer einmal eine schwere Steinkolik durchgemacht hat, wird darauf bedacht sein, daß sich das nicht wiederholt. Aber grundsätzlich ist es natürlich für jeden sinnvoll, durch vorbeugendes Verhalten Steinbildung zu verhindern.

Das oberste Gebot heißt: Viel trinken! Denn nur aus konzentriertem Harn können Salze aus-

kristallisieren. Trinken Sie mindestens 2 Liter Flüssigkeit am Tag. Genaugenommen kann das jede Flüssigkeit sein, wenn man einmal von alkoholischen Getränken und zuckerhaltigen Limonaden absieht. Milch allerdings ist in dieser Menge nicht zu empfehlen.

Wer für einen »lebhaften« Harnfluß sorgt, spült auch die Nieren gründlich durch und beugt gleichzeitig anderen Krankheiten (Infektionen) vor. Für diesen Zweck eignen sich alle Heilkräuter, die wir zu den Diuretika zählen. Diuretika regen zu erhöhter Harnbildung an. Es gibt eine ganze Menge davon, so daß ich auch hier diejenigen ausgewählt habe, die sich in der Praxis bewährt haben. (Von der Wissenschaft ist diese Gruppe der Heilpflanzen noch wenig untersucht worden.)

Empfehlen kann ich Löwenzahnwurzeln mit Kraut, Birkenblätter, Orthosiphonblätter (Indischer Blasen- und Nieren-Tee), Goldrutenkraut, Brennesselblätter, Ackerschachtelhalmkraut (Zinnkraut) und Bohnenschalen ohne Samen.

Nicht empfehlen kann ich die in der Volksmedizin beliebten Wacholderbeeren und die Petersilienwurzel, weil beide bei Dauergebrauch das Nierengewebe reizen. Gegen die Beimischung von Hauhechelwurzeln spricht die Tatsache, daß die Wirkung nach einigen Tagen der Anwendung sehr stark nachläßt.

Da es sich um eine Daueranwendung derartiger Tees zur Steinprophylaxe (Vorbeugung) handelt, sollten die Einzeltees im Wechsel getrunken werden (Zubereitung → Seite 9).

Noch besser ist es, die Heilkräuter miteinander zu mischen, um eine möglichst abwechslungsreiche Teepalette zur Verfügung zu haben. Im Gegensatz zu anderen, nur kurzfristig verwendeten Heiltees dürfen die Diuretika durchaus mit nicht speziell wassertreibenden, aber wohlschmeckenden anderen Kräutern kombiniert werden.

Hier einige Vorschläge zum Ausprobieren:

Tee-Mischung 1
Löwenzahnwurzeln mit Kraut	20,0
Birkenblätter	20,0
Brennesselblätter	20,0
Hagebutten mit Kernen	20,0
Kamillenblüten	20,0

Tee-Mischung 2
Orthosiphonblätter	20,0
Goldrutenkraut	20,0
Ackerschachtelhalmkraut	20,0
Pfefferminzblätter	10,0
Bohnenschalen ohne Samen	10,0

Tee-Mischung 3
Ackerschachtelhalmkraut	20,0
Goldrutenkraut	20,0
Löwenzahnwurzeln mit Kraut	20,0
Melissenblätter	10,0
Pfefferminzblätter	10,0
Hibiskusblüten (Rote Malve)	10,0

Tee-Mischung 4
Brennesselblätter	20,0
Goldrutenkraut	20,0
Kamillenblüten	20,0
Himbeerblätter	20,0
Erdbeerblätter	20,0

Tee-Mischung 5
Löwenzahnwurzeln mit Kraut	20,0
Orthosiphonblätter	20,0
Birkenblätter	20,0
Brennesselblätter	20,0
Pfefferminzblätter	10,0
Bitterorangenschalen	10,0

Zubereitung der Tee-Mischungen:
3 Eßlöffel voll Tee-Mischung mit 1 Liter siedendem Wasser übergießen, 5 bis 10 Minuten lang ausziehen, dann abseihen.
Anwendung: Zwischen den Mahlzeiten mehrmals täglich 1 Tasse Tee trinken (2 Liter pro Tag).

Krappwurzel bei Steinleiden

Zur Zeit unserer Urgroßmütter spielte die Krappwurzel (die Wurzel der Färberröte) durchaus eine Rolle als Arznei gegen Nieren- und Blasensteine, doch dann war nicht mehr viel davon zu hören. Genauso wie der Krapp-Farbstoff, früher zum Färben vieler Stoffe (etwa der roten Hosen der französischen Soldaten) verwendet, durch die Anilin-Farbstoffe ersetzt wurde, so wurde die Krappwurzel als Arznei durch moderne chemische Mittel verdrängt, bis man wieder auf sie zurückkam, weil man bei der Behandlung und Vorbeugung von Harnsteinen wenig Fortschritte gemacht hatte.

Die Inhaltsstoffe der Krappwurzel, vor allem die Ruberythrin-Säure, vermindern in leicht saurem Harn den Gehalt an Calcium- und Magnesium-Ionen und wirken dadurch der Steinbildung entgegen. Da Harnsteine aber nicht nur Calciumsteine sind, helfen Krappwurzeln nicht bei allen Steinbildungen. Man vermutet allerdings, daß auch Mischsteine »aufgespalten« werden können.

Ein Tee aus der Krappwurzel ist im Geschmack sehr unangenehm, und es wäre müßig, ihn anzubieten. Das Pulver der Wurzel, in Oblatenkapseln eingenommen, ist jedoch empfehlenswert.

Bitte beachten Sie:
Eine Kur mit Krappwurzelpulver darf natürlich nur unter ärztlicher Aufsicht durchgeführt werden!

Anwendung: Benötigt werden 2 bis 3 Gramm Krappwurzelpulver pro Tag, das man in Kapseln à 1 Gramm über einen Zeitraum von 2 Monaten als Kur verabreicht. In dieser Zeit kommt es zur Rotfärbung des ausgeschiedenen Harns. Das ist der rote Krapp-Farbstoff, also kein Blut.

Zusätzlich einmal pro Woche einen Wasserstoß (→ Seite 14) zu machen und an den anderen Tagen reichlich Tee mit wassertreibenden Heilpflanzen (→ Seite 11) zu trinken verstärkt die Erfolgsaussicht bei der Behandlung von Harnsteinen.

Wozu dienen im Handel erhältliche Blasen- und Nieren-Tees?
Blasen-, vor allem aber Nierenerkrankungen sind eine ernste Sache und können nur vom Arzt behandelt werden. Da taucht natürlich die Frage auf, welchen Stellenwert die vielen im Handel erhältlichen Blasen- und Nieren-Tees haben.

Bitte beachten Sie:
Gehen Sie sofort zum Arzt, wenn Sie Blasen- oder Nierenbeschwerden haben. Besprechen Sie mit ihm, welche Heilpflanzen-Anwendungen begleitend zur ärztlichen Therapie ratsam sind.

Schaut man sich die Zusammensetzung der handelsüblichen Blasen- und Nieren-Tees an, stellt man fest, daß es sich um Mischungen von Heilkräutern handelt, die eine desinfizierende Wirkung besitzen (Bärentraubenblätter, Orthosiphonblätter), über krampflösende Eigenschaften verfügen (zum Beispiel Kamillenblüten, Bruchkraut, Pfefferminzblätter), vor allem aber eine diuretische (harntreibende, Harn vermehrende) Wirkung haben (Goldrutenkraut, Birkenblätter, Löwenzahnwurzeln und -kraut, Ackerschachtelhalmkraut). Sie dienen der Begleitbehandlung ärztlicher Bemühungen bei Blasen- und Nierenleiden, der Desinfektion und Durchspülung der Harnwege und können zur Langzeitbehandlung chronischer Blasen- und Nierenleiden herangezogen werden. Sie helfen auch vorbeugend zur Gesunderhaltung von Blase und Niere.
    Eine Tee-Mischung aus Birkenblättern, Bärentraubenblättern, Löwenzahnwurzeln, Hagebutten, Goldrutenkraut, Bohnenschalen und Hibiskusblüten ist unter dem Namen *Apotheker M. Pahlows Nieren- und Blasentee* in jeder Apotheke zu bekommen. Sie ist besonders empfehlenswert, wenn der Arzt bei bestehender

Bakteriurie (Bakterien im Harn) zu einer Durchspülungstherapie rät.
    Unter dem gleichen Namen gibt es auch einen Instant-Tee für alle diejenigen, die es immer eilig haben; er enthält Extrakte aus Bärentraubenblättern, Orthosiphonblättern, Birkenblättern und ätherisches Pfefferminzöl.

Bettnässen

Kinder, die das dritte Lebensjahr vollendet haben, sind meist in der Lage, den Harn kontrolliert abzusetzen. Sie sind trocken, wie das von den Müttern genannt wird. Näßt das Kind im vierten Lebensjahr nachts noch ein, so liegt in der Regel eine krankhafte Störung vor.

Bitte beachten Sie:
Da es sehr viele Ursachen für diese Störung gibt, ist es unbedingt erforderlich, das Kind ärztlich untersuchen zu lassen!

Stellt der Arzt fest, daß organische Krankheiten, Fehlbildungen im Nieren- und Blasenbereich, vorliegen, so kann das Leiden gezielt und meist auch erfolgreich behandelt werden. Handelt es sich jedoch um eine allgemeine Entwicklungsverzögerung, dann darf noch einige Zeit abgewartet werden, um festzustellen, ob das Bettnässen nicht von alleine verschwindet. Die meisten Kinder, die nach Vollendung des dritten Lebensjahres noch einnässen, sind jedoch in ihrer seelischen Entwicklung gestört und benötigen in manchen Fällen die Hilfe eines Kinderpsychologen oder eines Kinderpsychotherapeuten.
    Eltern sollten wissen, daß weder Ermahnungen noch Drohungen oder gar Strafen erfolgversprechende Maßnahmen sind; auch weitgehender Flüssigkeitsentzug oder nächtliches Aufwecken schaden dem Kind nur. Mit Einfühlung und Verständnis helfen Sie ihm am meisten. Das einnässende Kind braucht Liebe, die es ständig spürt!

Heilpflanzen-Tees und andere Heilpflanzen-Zubereitungen können in solchen Fällen die eigenen Bemühungen unterstützen.

Das Johanniskraut hat sich gut bewährt, und zwar als Tee-Kur über einen längeren Zeitraum.

Zubereitung: Einen gehäuften Teelöffel Johanniskraut mit einer Tasse siedendem Wasser übergießen, 5 bis 10 Minuten lang ausziehen, dann abseihen.
Anwendung: Geben Sie dem kleinen Patienten morgens und mittags eine kleine Tasse Johanniskraut-Tee, der mit Bienenhonig gesüßt werden darf, sofern das Kind nicht unter Diabetes leidet. Wenn der kleine Patient den Honig selbst in den Tee tun darf, wirkt diese Arznei gewiß noch besser.

Empfehlenswert ist auch folgende Mischung:

Tee-Mischung

Johanniskraut	20,0
Melissenblätter	10,0
Orangenblüten	5,0

Zubereitung und Anwendung wie beim Johanniskraut-Tee angegeben. Auch dieser Tee darf mit Honig gesüßt werden, sofern kein Diabetes vorliegt.

Das Passionsblumenkraut hat sich in der Kinderpraxis als leichtes Sedativum und als tranquilisierender (ausgleichender) Tee bewährt, so daß ich es als Begleitbehandlung bei kindlichem Einnässen empfehle; am besten wirkt es in Mischung mit Johanniskraut und einer tonisierenden (stärkenden) Heilpflanze, etwa Tausendgüldenkraut oder Bitterorangenschalen.

Tee-Mischung

Passionsblumenkraut	20,0
Johanniskraut	15,0
Bitterorangenschalen	10,0
Tausendgüldenkraut	5,0

Zubereitung und Anwendung wie beim Johanniskraut-Tee angegeben.

Eine kleine Hilfe aus der Erfahrungsheilkunde sind vielleicht die folgenden beiden Methoden gegen Bettnässen:

Es hat sich gezeigt, daß das Einreiben der Oberschenkelinnenseiten mit Johanniskrautöl (Apotheke) die Sensibilität der Blasenschließmuskulatur erhöht und dadurch bei nächtlichem Einnässen wirksam sein kann. Außerdem ist aufgefallen, daß manche Kinder nur dann einnässen, wenn sie auf dem Rücken schlafen. Gewöhnt man sie daran, auf der Seite zu schlafen, kann das eine große Hilfe sein. (Das Kind nimmt automatisch eine Seitenlage ein, wenn man die Windel in seinem Rücken verknotet.)

Als homöopathisches Mittel bei Bettnässen hat sich Plantago D3, ein Heilmittel aus dem bei uns verbreiteten Breitwegerich, bewährt. Zweimal täglich werden 3 bis 5 Tropfen eingenommen.

Auch Avena ∅, Hafer in Form der homöopathischen Urtinktur, wird in Hausmittelbüchern zu Recht empfohlen. Abends 10 Tropfen auf Zucker einnehmen.

Reizblase

Frauen in den mittleren Jahren, ab 60 Jahren schon deutlich weniger, leiden häufig unter Beschwerden, die einer akuten Blasenentzündung sehr ähnlich sind, ohne daß sich jedoch der ärztlichen Untersuchung krankhafte Befunde ergeben. Starker, häufiger Harndrang quält die Betroffenen sehr. Suchen sie die Toilette auf, können sie nur wenig Harn lassen. Es handelt sich um funktionelle Blasenstörungen wie Tonusschwäche der Blasenmuskulatur.

Medikamentös ist die Reizblase recht schwer zu behandeln, so daß der Tee-Therapie wieder mehr Aufmerksamkeit geschenkt wird. Nicht die

Heilpflanzen gegen Blasen- und Nierenleiden sind gefragt, sondern solche, die das vegetative Nervensystem stabilisieren; aber auch Heilpflanzen mit tonisierenden (kräftigenden) Eigenschaften. Tausendgüldenkraut, Johanniskraut, Hopfenzapfen, Melisse und auch Baldrian und Kamille können hier hilfreich sein.

Folgende Tee-Mischungen verdienen es, einmal ausprobiert zu werden:

Tee-Mischung 1

Johanniskraut	20,0
Melissenblätter	20,0
Kamillenblüten	20,0
Tausendgüldenkraut	10,0
Hagebutten mit Kernen	10,0
Hopfenzapfen	5,0

Tee-Mischung 2

Melissenblätter	20,0
Kamillenblüten	20,0
Baldrianwurzeln	20,0

Tee-Mischung 3

Melissenblätter	10,0
Pfefferminzblätter	10,0
Lavendelblüten	10,0
Orangenblüten	10,0
Bitterorangenschalen	10,0
Baldrianwurzeln	10,0

Die Zubereitung ist für alle Tee-Mischungen gleich: 2 bis 3 gehäufte Teelöffel voll der jeweiligen Mischung mit $\frac{1}{4}$ Liter siedendem Wasser übergießen, etwa 10 Minuten lang ausziehen, dann abseihen.
Anwendung: 2 bis 3 Tassen Tee täglich trinken. Süßen mit Honig ist anzuraten (Diabetikern natürlich verboten).

Heilkräuter-Bäder unterstützen die Behandlung. Es eignen sich Melissen-Bäder, Schafgarben-Bäder und Lavendelblüten-Bäder (→ Seite 23) als Voll- oder als Teilbad. Sehr zu empfehlen sind auch Heublumen-Bäder (→ Seite 22) und Heublumen-Auflagen (→ Seite 24).

Als homöopathisches Mittel ist Sabal Serrulata (das Homöopathikum aus der Säge- oder Zwergpalme, die im Süden Nordamerikas beheimatet ist) in der zweiten (D2), vierten (D4) oder sechsten (D6) Dezimalpotenz zu empfehlen. Täglich zwei- bis dreimal 5 Tropfen einnehmen.

Nicht vergessen seien schließlich allgemeine Verhaltensregeln. Wer an einer Reizblase leidet, sollte sich warm, doch nicht zu warm anziehen, für trockene und warme Füße sorgen, Genußmittel (Kaffee, Zigaretten, Alkohol) sehr sparsam verwenden und den ganzen Tagesablauf, nach ausreichendem Schlaf, ohne Hetze gestalten.

Prostata-Neurose

Ähnlich wie die Reizblase der Frau wirkt sich die Prostata-Neurose aus: in unnatürlichem Harndrang, ohne daß die Blase gefüllt ist. Wie die ärztliche Untersuchung zeigt, handelt es sich nicht um eine entzündete Prostata (Vorsteherdrüse, → auch Seite 19). Vielmehr liegt eine funktionelle Störung vor, ein Ungleichgewicht zwischen der Reaktion des Blasenschließmuskels und des Muskels, der die Harnaustreibung bewirkt. Wenn zudem die Blasenmuskulatur insgesamt geschwächt ist, kann es zu den oben beschriebenen Beschwerden kommen.

Für die Therapie sind Heilpflanzen gefragt, die das vegetative Nervensystem stabilisieren, und solche mit kräftigenden Eigenschaften. Es sind dieselben, die bei der Reizblase der Frau wirksam sind, also Tausendgüldenkraut, Johanniskraut, Hopfenzapfen, Melisse, Baldrian und Kamille. Deshalb empfehle ich Ihnen, die Tee-Mischungen auszuprobieren, die ich im Kapitel *Reizblase* (→ linke Spalte) beschrieben habe.

Zubereitung und Anwendung sind dieselben. Auch das dort vorgestellte Homöopathikum Sabal Serrulata ist hilfreich, besonders aber das Heublumen-Sitzbad (→ Seite 22). Schließlich sei noch auf die allgemeinen Verhaltensregeln am Ende des vorangehenden Kapitels verwiesen (→ Seite 18), die auch bei einer Prostata-Neurose zu beachten sind.

Prostata-Vergrößerung (Prostata-Adenom)

Im Alter vergrößert sich bei vielen Männern die Prostata (Vorsteherdrüse), ein kleines ringförmiges Organ, das dort liegt, wo die Blase in die Harnröhre übergeht. Dadurch kommt es zu Störungen beim Wasserlassen: Harndrang, Verringerung des Harnstrahls, mangelhafte Harnentleerung, ja sogar eine Harnsperre kann die Folge sein. Die Entwicklung der Krankheit ist individuell verschieden; mal vergrößert sich die Vorsteherdrüse sehr langsam, mal schneller, mal hört das Wachstum plötzlich auf, ein andermal ist es so stark, daß eine Operation unerläßlich ist; nicht auszuschließen ist auch eine bösartige Vergrößerung, also ein Prostata-Krebs.

Bitte beachten Sie:
Gehen Sie zum Arzt, wenn Beschwerden beim Wasserlassen auftreten, um sicherzugehen, daß kein Krebs vorliegt. Die Vorsorgeuntersuchungen, die von allen Krankenkassen kostenlos angeboten werden, sollten Sie immer wahrnehmen!

Ist sichergestellt, daß die Miktionsbeschwerden (Beschwerden beim Wasserlassen) lediglich auf ein Prostata-Adenom (gutartige Vorsteherdrüsenvergrößerung) zurückzuführen sind, dürfen Sie sie nach Rücksprache mit dem Arzt mit Heilpflanzen behandeln, solange die Krankheit noch in den Anfängen begriffen ist. Es hat sich nämlich gezeigt, daß einige Pflanzen durchaus helfen können, die Beschwerden beim Wasserlassen zu verringern. Eine Rückbildung der vergrößerten Prostata ist wissenschaftlich jedoch nicht nachgewiesen.

Ich empfehle die Brennessel (sowohl die Blätter als auch die Wurzel), die Kürbiskerne und die Knospen der Zitterpappel. Auch das Homöopathikum Sabal Serrulata (→ Seite 18) ist hilfreich.

Brennessel-Tee erhöht die Harnbildung und bessert die Beschwerden beim Harnlassen. Gegen den Dauergebrauch ist nichts einzuwenden.
Der Tee aus den Blättern der Brennessel wird anders zubereitet als der aus den Wurzeln.
Zubereitung der Blätter: 2 gehäufte Teelöffel Brennesselblätter mit 1/4 Liter siedendem Wasser übergießen, 10 bis 15 Minuten lang ausziehen, dann abseihen.
Anwendung: 3 bis 5 Tassen Tee pro Tag trinken.
Den Brennessel-Tee aus den Wurzeln, der möglicherweise noch stärker wirkt, bereitet man durch Auskochen zu.
Zubereitung der Wurzeln: 2 gehäufte Teelöffel voll Brennesselwurzeln mit 1/4 Liter kaltem Wasser übergießen, langsam zum Sieden erhitzen, etwa 1 Minute kochen, anschließend noch etwa 10 Minuten ziehen lassen, dann abseihen.
Anwendung: 3 bis 5 Tassen Tee pro Tag trinken.

Ähnlich wie der Brennessel-Tee wirkt ein Weidenröschen-Tee aus dem Kraut kleinblütiger Weidenröschenarten: Er hilft bei leichten Prostata-Beschwerden. Aber alles, was darüber hinaus in der Volksmedizin dem Weidenröschen »angedichtet« wird (es könne für eine Rückbildung der Prostata sorgen oder gar Prostata-Krebs heilen), dürfte reinem Wunschdenken entspringen. Es wäre fahrlässig, darauf zu vertrauen und eine ärztliche Behandlung abzulehnen. Meine Erfahrungen gehen dahin, daß die Brennessel dem Weidenröschen überlegen ist. Auch über die Nebenwirkungen von Weidenröschen-Tee ist nur wenig bekannt. Ich konnte feststellen, daß bei Dauergebrauch über Magen- und Darmstörungen geklagt wird. Wer das Weidenröschen dennoch ausprobieren möchte, sollte sich vorher die Zustimmung des Arztes einholen.

Zubereitung: 2 gehäufte Teelöffel voll geschnittener Droge mit $1/4$ Liter siedendem Wasser übergießen, 15 Minuten lang ausziehen, dann abseihen.
Anwendung: 2 bis 3 Tassen Tee pro Tag trinken.

Die Knospen der Zitterpappel (*Populus tremula*) können alle bisher genannten Tees als Begleitdroge »aufwerten«, ihre Wirkung steigern.
Folgende Tee-Mischungen sind es wert, ausprobiert zu werden:

Tee-Mischung 1

Brennesselblätter	20,0
Zitterpappelknospen	20,0
Weidenröschenkraut	20,0

Zubereitung → Seite 9.
Anwendung: 3 bis 4 Tassen Tee pro Tag trinken.

Tee-Mischung 2

Brennesselwurzeln	30,0
Zitterpappelknospen	10,0
Löwenzahnwurzeln	10,0

Zubereitung: 2 gehäufte Teelöffel der Mischung mit $1/4$ Liter kaltem Wasser übergießen, zum Sieden erhitzen und, ohne weiter zu erhitzen, 5 Minuten lang ausziehen, dann abseihen.
Anwendung: 2 bis 3 Tassen Tee pro Tag über einen Zeitraum von 2 bis 3 Wochen trinken.

Tee-Mischung 3

Löwenzahnwurzeln mit Kraut	20,0
Brennesselblätter	20,0
Kamillenblüten	20,0
Melissenblätter	20,0
Pfefferminzblätter	10,0

Zubereitung → Seite 9.
Anwendung: 3 Tassen Tee pro Tag trinken.
Diese Mischung kann bei leichten Beschwerden beim Wasserlassen infolge beginnender Prostatavergrößerung als Haustee getrunken werden.

Die Kürbiskern-Kur besteht darin, daß man täglich mehrmals 1 Eßlöffel voll Kürbiskerne einnimmt. Selbst bei Dauergebrauch bleibt diese natürliche Arznei ohne Nebenwirkungen. Die Wirkung gilt als abgesichert, obwohl man sie bis heute noch nicht vollständig erklären kann. Die Behinderung der Blasenentleerung verringert sich, der Harnstrahl wird kräftiger, das Urinieren wird nicht mehr unterbrochen. In der Blase bleibt weniger Restharn zurück, das Druckgefühl in der Blase und in der Harnröhre verschwindet oder wird zumindest nicht mehr als unangenehm wahrgenommen. Betroffene berichten häufig, daß das Fortschreiten der Prostatavergrößerung verlangsamt oder gar aufgehalten wird; über eine Rückbildung der Prostata-Vergrößerung liegen jedoch keine objektiven Befunde vor.
Unsere Gartenkürbisse liefern leider keine sehr wirksamen Kerne (Samen). Besser sind die Kürbiskerne aus der Apotheke, die von Kürbisarten stammen, die extra für diesen Zweck gezüchtet worden sind.

»Blutreinigungs-Kuren«

Gemeint sind die Herbst- und Frühjahrskuren, die allgemein als »Blutreinigungs-Kuren« bekannt und beliebt sind. Man wünscht sich »Abhärtung« von innen, Aktivierung des Körperstoffwechsels, Umstimmung und Entschlackung. Man möchte das Vitalniveau anheben, sich frischer und gesünder fühlen.
Vielleicht fragen Sie, verehrte Leser, was derartige Kuren in einem Büchlein über Blasen- und Nieren-Beschwerden zu suchen haben. Die Antwort ist ganz einfach: Die wichtigsten Heilpflanzen, die bei diesen Beschwerden gebraucht werden, sind die Grundlagen der »Blutreinigungs-Tees«. Ohne Birkenblätter, Löwenzahnwurzeln, Goldrutenkraut, Ackerschachtelhalmkraut, Brennesselblätter oder Kamillenblüten sind bewährte Blutreinigungs-Tees kaum vorstellbar.

Weiterhin enthalten diese Tees Heilpflanzen mit tonisierenden (stärkenden) Bitterstoffen (Aromastoffen),wie etwa Tausendgüldenkraut, Beifußkraut oder Wermutkraut, Bitterorangenschalen, Pfefferminz- oder Melissenblätter, sowie Heilpflanzen, die als Stoffwechselmittel gelten, wie Holunderblüten, Augentrostkraut, Queckenwurzeln oder Feldstiefmütterchen, um auch davon einige zu nennen. Zur Geschmacksverbesserung dienen Lavendelblüten, Hagebutten mit Kernen, Hibiskusblüten und Orangenblüten. Für Farbtupfer sorgen dann das Rote Sandelholz, die gelben Katzenpfötchen oder die gelben Ringelblumenblütenblätter und die blauen Kornblumenblüten.

Was Sie in dieser Aufzählung vielleicht vermissen, sind abführende Heilkräuter wie Sennesschoten, Sennesblätter, Faulbaumrinde oder Rhabarberwurzeln. Aber: Ein Blutreinigungs-Tee ist kein Abführ-Tee! Früher kannte man die negative Wirkung dieser Heilpflanzen nicht und glaubte, kräftiges »Durchräumen« (Abführen) sei gut und nützlich; doch heute behalten wir die genannten Abführdrogen der kurzzeitigen Behandlung akuter Stuhlverstopfung vor oder setzen sie nur dann ein, wenn ärztlicherseits ein weicher Stuhlgang gefordert wird. Bei Dauergebrauch nämlich verliert der Körper wichtige Mineralien oder wird durch andauernde Dickdarmreizung krank.

Auch die früher so beliebten Wacholderbeeren, die in keinem Blutreinigungs-Tee fehlten, habe ich ausgeklammert, weil sie zumindest bei Dauergebrauch die Nieren stark reizen, Schwangeren und stillenden Müttern nicht zuträglich sind und sich leicht durch andere wassertreibende Heilpflanzen ersetzen lassen.

Richtig zusammengestellt, sind die Blutreinigungs-Tees gesunde Haustees, die, kurmäßig angewandt, die Selbstheilungskräfte des Körpers stärken und den gesamten Körperstoffwechsel aktivieren.

Nachfolgend einige erprobte Rezepte für die Frühjahrs- und Herbstkur.

Tee-Mischung 1

Birkenblätter	10,0
Brennesselblätter	10,0
Hagebutten mit Kernen	10,0
Goldrutenkraut	10,0
Löwenzahnwurzeln mit Kraut	10,0
Ringelblumenblüten	5,0
Sandelholz (rot)	5,0
Katzenpfötchen	5,0
Pfefferminzblätter	5,0

Tee-Mischung 2

Holunderblüten	10,0
Ackerschachtelhalmkraut	10,0
Bohnenschalen	10,0
Brennesselblätter	10,0
Bitterorangenschalen	5,0
Tausendgüldenkraut	5,0

Tee-Mischung 3

Beifußkraut	10,0
Himbeerblätter	10,0
Kamillenblüten	10,0
Birkenblätter	10,0
Goldrutenkraut	10,0
Hibiskusblüten (Rote Malve)	10,0
Holunderblüten	10,0
Lindenblüten	10,0

Tee-Mischung 4

Stiefmütterchenkraut	10,0
Augentrostkraut	10,0
Holunderblüten	10,0
Löwenzahnwurzeln mit Kraut	10,0
Lavendelblüten	5,0
Melissenblätter	5,0
Pfefferminzblätter	5,0
Birkenblätter	5,0
Hagebutten ohne Kerne	5,0

Tee-Mischung 5
(wirkt leicht abführend, deshalb nicht länger als
2 bis 3 Wochen gebrauchen!)

Fenchelfrüchte (zerstoßen)	10,0
Faulbaumrinde	10,0
Sennesschoten (Früchte)	10,0
Hagebutten mit Kernen	5,0
Hibiskusblüten (Rote Malve)	5,0
Orangenblüten	5,0
Birkenblätter	5,0
Goldrutenkraut	5,0
Tausendgüldenkraut	5,0
Erdbeerblätter	15,0
Himbeerblätter	15,0
Brombeerblätter	15,0

Zubereitung und Anwendung aller 5 Tee-
Mischungen sind gleich.
Zubereitung: 2 gehäufte Teelöffel der jeweiligen
Mischung mit ¼ Liter siedendem Wasser übergießen, zugedeckt 10 Minuten lang ausziehen,
dann absehen.
Anwendung: 2 bis 5 mal täglich 1 Tasse Tee
trinken. Bis auf die Mischung 5 dürfen alle empfohlenen Tees kurmäßig über einen Zeitraum
von 4 bis 8 Wochen verwendet werden.
Mischung 5 darf wegen ihrer leicht abführenden
Wirkung nur 2 bis 3 Wochen lang getrunken
werden!

Einen fertigen Blutreinigungs-Tee unter dem
Namen *Apotheker Pahlows Blutreinigungs-Tee*
bekommen Sie in der Apotheke. Er ist zusammengesetzt aus Löwenzahnwurzeln mit Kraut,
Himbeerblättern, Brennesselblättern, Birken-
blättern, Holunderblüten, Ringelblumenblüten
und Kornblumenblüten.

Kräuter-Bäder bei Blasen- und Nieren-Beschwerden

Über Kräuter-Bäder und ihre Wirkung ist viel
gestritten worden. Manche Autoren sahen darin
nichts weiter als eine »nette« Spielerei und mein-
ten, die Wirkung sei reine Einbildung – allenfalls
könne man sie dem wohligwarmen Wasser zu-
schreiben.Diese Ansicht ist durch wissenschaft-
liche Untersuchungen im Institut für Medizi-
nische Balneologie und Klimatologie der Uni-
versität München eindeutig widerlegt worden. So
konnte bewiesen werden, daß während des
Badens die ätherischen Öle über die Haut aufgenommen (resorbiert) werden und auch minera-
lische Bestandteile in den Körper gelangen.

Bedeutsam ist auch die Untersuchung über die
Wirksamkeit der Heublumen-Bäder und Heublumen-Auflagen durch Professor Müller-Limroth.
Kräuter-Bäder sind also nicht nur ein Vergnügen,
sie sind auch heilsam.

So bereiten Sie die empfohlenen Kräuter-
Bäder zu:

Haferstroh-Bad
(beruhigt)
100 bis 150 Gramm geschnittenes (gehäckseltes)
Haferstroh (für Teilbäder genügen 50 Gramm)
mit 3 bis 5 Liter Wasser übergießen, bis zum
Sieden erhitzen, etwa 20 Minuten lang
auskochen, dann absehen. Den Extrakt dem
Badewasser zugeben.

Badetemperatur 35 bis 38 °C, Badedauer
10 bis 15 Minuten. Nach dem Bad ruhen.

Heublumen-Bad
(entkrampft, lindert Schmerzen, beruhigt)
300 bis 500 Gramm Heublumen (für Teilbäder
genügen 150 Gramm) mit 5 Liter Wasser übergießen, bis zum Sieden erhitzen, etwa 15 Minuten
lang auskochen, dann absehen. Den Extrakt
dem Badewasser zugeben.

Badetemperatur 35 bis 38 °C, Badedauer
10 bis 15 Minuten. Nach dem Bad ruhen.

Kamillen-Bad

(entkrampft, lindert Schmerzen, beruhigt, desinfiziert)
Pro Liter Badeflüssigkeit wird 1 Eßlöffel Kamillenblüten benötigt. Die Kamillenblüten mit 2 bis 5 Liter siedendem Wasser übergießen, 15 Minuten lang ausziehen, dann abseihen. Den Extrakt dem Badewasser zugeben.
Badetemperatur 35 bis 38 °C, Badedauer 10 bis 15 Minuten. Nach dem Bad ruhen.

Lavendelblüten-Bad

(beruhigt)
60 bis 70 Gramm Lavendelblüten mit 5 Liter siedendem Wasser übergießen, etwa 20 Minuten lang ausziehen, dann abseihen. Den Extrakt dem Badewasser zugeben.
Badetemperatur 35 bis 38 °C, Badedauer 10 bis 15 Minuten. Nach dem Bad ruhen.

Melissen-Bad

(beruhigt, entspannt)
60 bis 70 Gramm Melissenblätter mit 5 Liter siedendem Wasser übergießen, etwa 20 Minuten lang ausziehen, dann abseihen. Den Extrakt dem Badewasser zugeben.
Badetemperatur 35 bis 38 °C, Badedauer 10 bis 15 Minuten. Nach dem Bad ruhen.

Schafgarben-Bad

(beruhigt, entkrampft, desinfiziert)
60 bis 70 Gramm Schafgarbenkraut mit 5 Liter siedendem Wasser übergießen, etwa 20 Minuten lang ausziehen, dann abseihen. Den Extrakt dem Badewasser zugeben.
Badetemperatur 35 bis 38 °C, Badedauer 10 bis 15 Minuten. Nach dem Bad ruhen.

Zinnkraut- (Ackerschachtelhalm-)Bad

(nach Kneipp speziell für Blase und Niere)
100 bis 150 Gramm Zinnkraut (für Teilbäder genügen 50 Gramm) etwa 1 Stunde in 2 bis 3 Liter heißem Wasser einweichen, danach kurz aufkochen und abseihen. Den Extrakt dem Badewasser zufügen.
Badetemperatur 35 bis 38 °C, Badedauer 10 bis 15 Minuten. Nach dem Bad ruhen.

Wenn es Ihnen zu mühsam ist, Ihren Badezusatz selbst herzustellen, dann sollten Sie sich fertige Badezusätze kaufen. Es ist jedoch wichtig, zwischen rein kosmetischen Bädern und Heilbädern zu unterscheiden: Es muß sichergestellt sein, daß die ätherischen Öle oder die anderen wirksamen Stoffe in ausreichender Menge im Badezusatz enthalten sind. Kaufen Sie deshalb Ihre Badezusätze am besten in der Apotheke; so können Sie sicher sein, daß deren Qualität gleichbleibend gut ist.

Die heiße Heublumen-Auflage

Die heiße Heublumen-Auflage ist nicht nur bei Magen- und Darmkoliken, bei Rheuma oder Ischias wirksam, sie hat sich auch bei Schmerzen (Koliken) im Bereich der Harnwege (Niere, Harnleiter, Blase) besonders bewährt. Wichtig ist jedoch die richtige Anwendung.

So wird eine Heublumen-Auflage (Heublumen-Sack) gemacht: Sie benötigen einen Sack aus grobem Leinen in der Größe der zu behandelnden Stelle. Füllen Sie diesen Sack 5 bis 8 cm dick mit Heublumen, übergießen Sie ihn in einem Topf mit siedendem Wasser und lassen Sie ihn 15 Minuten lang ziehen. Anschließend pressen Sie den Sack gut aus, am besten zwischen zwei Brettern. Verändern Sie die Lage des Sacks und wiederholen Sie den Vorgang, um möglichst viel Flüssigkeit herauszupressen. Den so vorbereiteten Heublumen-Sack wickeln Sie in ein Tuch und legen ihn auf die behandlungsbedürftige Stelle, derart, daß das Tuch faltenfrei anliegt. Mit einem weiteren Tuch geben Sie der Auflage schließlich Halt. Die Temperatur des Heublumen-Sacks soll etwa bei 42 °C liegen, die Behandlungsdauer $1/2$ bis 1 Stunde betragen.

Eine andere Art, den Heublumen-Sack vorzubereiten, ist das Erhitzen in strömendem Wasserdampf. Dafür benötigen Sie einen Topf mit einem einlegbaren Rost (zum Beispiel einen Einwecktopf). Füllen Sie etwas Wasser hinein, legen Sie den Heublumen-Sack auf den Rost, ohne daß er direkt befeuchtet wird, und erhitzen Sie das Wasser bis zum Sieden. Der aufsteigende Wasserdampf erhitzt die Heublumen und durchfeuchtet sie ausreichend. Das dauert 5 bis 10 Minuten. Danach ist der Heublumen-Sack gebrauchsfertig, ohne daß Sie ihn auspressen müssen.

Das ansteigende Fußbad

Das ansteigende Fußbad führt zu einer kräftigen Durchwärmung des ganzen Körpers und mobilisiert die körpereigenen Abwehrkräfte. So verhindert es, daß sich die beginnende Infektion auch im Bereich der Blase und Niere weiter ausbreitet.

Vorbereitung und Ausführung:
Sie benötigen nichts weiter als eine Fußbadewanne und warmes beziehungsweise heißes Wasser. Darin baden Sie Ihre Füße, beginnend mit einer Temperatur, die etwa bei 37 °C liegt. Wenn Sie das Fußbad nicht mehr als warm empfinden, gießen Sie etwas heißes Wasser hinzut, bis Sie die Hitze gerade noch ertragen können. Nach 10 bis 15 Minuten beenden Sie das Fußbad. Trocknen Sie Ihre Füße sorgfältig ab, und ziehen Sie Wollsocken an.

Gelegentlich werden auch pflanzliche Zusätze empfohlen. Wenn davon in diesem Buch die Rede ist, so ist folgendes gemeint: Sie bereiten sich einen Tee der jeweils genannten Heilpflanze aus 2 Eßlöffeln Droge, die Sie mit 1 Liter Wasser 2 bis 3 Minuten lang auskochen, abseihen und gleich am Anfang dem Fußbad zusetzen.

Bitte beachten Sie:
Wer kranke Venen hat oder unter Herz- und Kreislaufstörungen leidet, darf kein heißes Fußbad nehmen, es sei denn, der Arzt hat es ausdrücklich gestattet.

Bewährte Heilpflanzen selbst ziehen

Die im folgenden vorgestellten Heilpflanzen können Sie mühelos im Garten oder in Kästen und Kübeln auf der Terrasse und dem Balkon selbst ziehen (Aufbereitung der jeweiligen Pflanzenteile → Seite 28).

Birken wachsen schnell

Wenn Sie sich aus der Baumschule ein kleines Bäumchen in den Garten holen, dann haben Sie schon nach wenigen Jahren eine stattliche Birke, die Sie vom Frühjahr bis in den Herbst erfreut.

Zugegeben, das gerbstoffreiche Laub bleibt lange am Boden liegen, verstopft die Dachrinnen, wenn die Birke zu dicht am Haus steht – doch Schönheit und Nutzen dieses Baumes entschädigen Sie für die Unbill.

Wenn Sie eine Hängebirke (*Betula pendula*) wählen, brauchen Sie sich um die Pflege und den Boden keine Sorgen zu machen. Kräftig angießen beim Pflanzen im Herbst – das ist auch schon alles, was die Birke zur Pflege benötigt. Wenn Sie gar noch ein sonniges Plätzchen für sie auswählen, wird sie es Ihnen durch üppigen Wuchs danken.

Arzneilich verwendet man die Blätter, die im Frühjahr geerntet werden. Man trocknet sie an der Luft oder im Backofen bei etwa 40 °C.

Aber nicht nur als Tee sind die jungen Blätter verwendbar, frisch gepflückt liefern sie auch einen köstlichen und gesunden Beitrag für Frühlingssuppen, Frühlingseintöpfe, Salate oder Weichkäsezubereitungen. All diesen Gerichten gibt man sie fein zerhackt bei, Suppen und Eintöpfen kurz vor dem Servieren.

Brennesseln brauchen Sie nur zu dulden

Die Brennessel gilt zwar als Unkraut, das man weder im Gemüse- noch im Obst- oder Blumengarten dulden will; aber dort, wo Sie den Kompost aufbereiten, am Zaun oder in einer Ecke des Obstgartens sollten Sie die Brennessel wachsen lassen. Sie können dann jedes Jahr Ihren Frühjahrssalat durch die gesunden Brennesselblätter bereichern, können im Sommer die Blätter für den Blutreinigungs-Tee ernten und im Herbst die Wurzeln ausgraben, um auch sie zur Teedroge zu verarbeiten: kurz waschen, kleinschneiden und bei einer Temperatur von etwa 50 °C im Backofen trocknen.

Wenn Sie die Brennesseln stehenlassen, tun Sie nicht nur sich selbst Gutes, sondern erhalten einigen Schmetterlingsarten die Futterpflanze.

Goldrute ist eine hübsche, anspruchslose Staude

Nichts ist einfacher, als sich im Garten Goldruten zu halten. Aus der Gärtnerei oder von Freunden besorgen Sie sich Stecklinge, geteilte Stauden also, die Sie entweder im Frühjahr oder im Spätherbst an einen sonnigen Platz setzen, der frei von Staunässe ist, auch dann, wenn es einmal länger regnet. Staunässe mag die Goldrute nicht. Ansonsten gedeiht sie in normaler Gartenerde und bedarf kaum der Pflege: Es genügt, wenn Sie gelegentlich den Boden aufhacken.

Beim Einkauf der Stauden in der Gärtnerei achten Sie darauf, die Echte Goldrute zu bekommen, die den botanischen Namen *Solidago virgaurea* trägt, denn diese ist die Art, die arzneilich verwendet wird.

Man erntet die oberen Blühtriebe im Sommer zu Beginn der Blütezeit, trocknet sie an der Luft und schneidet sie klein, um sie dann vor Licht und Feuchtigkeit geschützt aufzubewahren (→ Seite 8).

Als Zierpflanzen haben sich auch die Riesengoldrute (*Solidago gigantea ssp. serotina*) und die Kanadische Goldrute (*Solidago canadense*) bei uns eingebürgert. Ihre arzneiliche Wirkung soll der der Echten Goldrute ähnlich sein.

Kamille braucht Sonne

Kamille im Garten oder in Schalen und Töpfen auf dem Balkon oder der Terrasse zu halten ist eine lohnende Sache, denn wenn die »Kamillen-Kultur« erst einmal angelegt ist, braucht man sich nicht mehr darum zu kümmern. Durch die ausgeworfenen Samen der einjährigen Kamille sind in jedem Jahr genügend neue Pflanzen da. Allerdings benötigt die Kamille einen humusreichen, nahrhaften, nicht zu schweren Boden, viel Sonne, und wenn es längere Zeit nicht regnet, muß schon mal gegossen werden (beraten Sie sich mit einem Gärtner).

Kamillensamen bekommen Sie in jeder Samenhandlung. Man sät ihn im Frühjahr auf gut vorbereiteten (aufgelockerten) Boden, der zunächst immer feucht gehalten werden muß. Da die Kamille ein Lichtkeimer ist, werden die Samen einfach ausgestreut und nur leicht angedrückt.

Die Kamille wird etwa 20 bis 50 cm hoch und blüht von Mai bis Juni. Sammeln sollten Sie die soeben aufgeblühten Blütenköpfchen mit möglichst wenig Stielrest.

Löwenzahn paßt sich jedem Boden an

»Die allerschönste Blume« hat ihn Hermann Löns genannt. Anders denken lediglich Gartenbesitzer, die ihren Rasen »steril«, englisch, eben nur als Grünfläche haben wollen.

Wenn Sie einen Obstgarten besitzen, ist der Löwenzahn ein Dauergast. In jedem Frühjahr ist er da, und meist in ungeheurer Menge – dort, wo er sich einmal eingenistet hat, bleibt er. Ansprüche an den Boden stellt er nicht, und seine Anpassungsfähigkeit ist erstaunlich.

Arzneilich genutzt werden die Wurzeln und die Blätter als Droge für den Löwenzahn-Tee (→ Seite 14) und zahlreiche Tee-Mischungen.

Geerntet werden Wurzeln und Blätter im Frühjahr noch vor der Blütezeit. Da die Wurzel recht tief im Boden steckt, benötigt man bei der Ernte einen Wurzelstecher. Blätter und Wurzeln kurz waschen, kleinschneiden und im Backofen bei geöffneter Tür und einer Temperatur um 50 °C trocknen (Aufbewahrung → Seite 8).

Melisse läßt sich im Blumentopf ziehen

Diese Heilpflanze gehört zu den beliebtesten Heilkräutern unserer Bauerngärten. Man kann sie zwar aus Samen ziehen, doch einfacher ist es, sich einige »Ableger« (geteilte Stauden) bei Freunden zu beschaffen oder beim Gärtner zu kaufen. Man setzt sie im zeitigen Frühjahr oder im Herbst in einem Abstand von 35 bis 40 cm in aufgelockerten Boden. Pflegen Sie die Ableger mit flachem Aufhacken des Bodens, gelegentlichem Gießen und etwas Mineraldünger. Damit ist schon alles getan.

Die Melisse ist eine Staude, die viele Jahre lebt. Es hat sich aber bewährt, die Stöcke alle 3 bis 5 Jahre zu teilen und umzusetzen; so bleibt das volle Aroma der Melissenblätter erhalten. Wer keinen Garten hat, kann die Melisse auch in Kübeln auf dem Balkon oder der Terrasse ziehen; hier ist es jedoch erforderlich, in jedem Herbst umzutopfen, besser noch, neue Stecklinge zu setzen.

Für die Küche verwendet man die frischen Blätter, als Tee nutzt man die vor der Blütezeit geernteten und getrockneten Melissenblätter. Die Triebe werden etwa 10 cm über dem Boden abgeschnitten, gebündelt und an einem luftigen Ort zum Trocknen aufgehängt. Nach dem Trocknen streift man die Blätter von den Stielen ab, trocknet kurz nach (im Backofen bei etwa 35 °C) und bewahrt die Droge in gut schließenden Gefäßen auf, vor Feuchtigkeit und Licht geschützt.

Pfefferminze liebt feuchten Boden

Die »echte Pfefferminze«, *Mentha piperita*, ist eine Kreuzung aus der grünen Minze (*Mentha spicata*) und der Wasserminze (*Mentha aquatica*). Dieser »Bastard« tauchte in England in einem Feld von grüner Minze plötzlich auf; da er sich durch einen besonders reinen Duft und feinen Geschmack auszeichnete, wurde er kultiviert.

Für den Anbau im Garten empfehle ich Ihnen die englische Mitcham-Pfefferminze, die einen besonders guten Geschmack hat.

Da man Kreuzungen (Bastarde) nicht durch Samen vermehren kann, müssen Sie sich im Frühjahr beim Gärtner Wurzelausläufer (Stolonen) besorgen. Weichen Sie die Stolonen etwa 2 Stunden in Wasser ein, danach setzen Sie sie im Abstand von mindestens 20 cm in humusreichem Boden in etwa 5 cm tiefe Furchen. Anfangs müssen Sie die Setzlinge täglich gießen, damit sie schnell anwachsen. Um gut zu gedeihen, braucht die Pfefferminze ständig feuchten Boden – eine längere Trockenheit verträgt sie nicht. Wenn Sie den Boden gelegentlich auflockern, die Pflanzen von Unkraut freihalten und einige Male mit Kompost düngen, haben Sie schon alles für die Pflege getan.

Im Winter sollten Sie die Pflanzen sorgfältig mit Fichtenreisig abdecken, um sie vor Kälte zu schützen.

Alle 3 bis 5 Jahre sollten Sie Ihre Bestände umsetzen, so verhindern Sie ein Rückkreuzen, wodurch die Pfefferminze ihren Geruch und Geschmack verlieren würde.

Zum Würzen von Speisen ernten Sie die frischen Blätter bei Bedarf, den Teevorrat vor der Blütezeit. Die abgezupften Blätter werden an einem luftigen Ort oder im Backofen bei geöffneter Tür und einer Temperatur von 30 bis 35 °C getrocknet und, vor Licht und Feuchtigkeit geschützt, an einem kühlen Ort aufbewahrt.

Richtig ernten, schonend aufbereiten

Für die Ernte und das Trocknen der Heilpflanzen gelten folgende Regeln:
• Nur den arzneilich verwendeten Pflanzenteil ernten (wie in den Beschreibungen angegeben).
• Niemals bei Regen, Nebel oder feuchtem Wetter ernten; das Sammelgut verdirbt meist. – Die günstigste Erntezeit ist der Vormittag, wenn der Morgentau abgetrocknet ist.
• Nur saubere Pflanzen ernten. Staub und Verschmutzungen anderer Art mindern die Qualität, denn Heilpflanzen soll man nicht waschen (Wurzeln natürlich ausgenommen).
• Blätter erntet man jung, doch voll entfaltet; Blüten, wenn sie gerade erblüht sind; ganze Kräuter (alle oberirdischen Teile) zu Beginn der Blütezeit; Früchte und Samen, wenn sie voll ausgereift sind; Wurzeln im Frühjahr oder Spätherbst.

• Das Trocknen des Sammelgutes ist als Konservierung anzusehen: Pflanzeneigene Fermente werden inaktiviert, Bakterien und Viren wird der Nährboden entzogen. Das Trocknen sollte schonend und schnell geschehen. Man kann an der Luft »darren« (Netzgitter, die eine Belüftung von oben und unten gewährleisten); man kann die Kräuter gebündelt zum Trocknen aufhängen (luftig und warm); man kann aber auch bei künstlicher Wärme (Backofen mit geöffneter Tür) trocknen. Die Trockentemperatur bei aromatischen Kräutern – das sind jene Pflanzen mit sehr viel ätherischem Öl, von denen Blüten oder Blätter verwendet werden (zum Beispiel Melisse oder Pfefferminze) – darf 35 °C nicht wesentlich überschreiten. Alle anderen Pflanzenteile wie Früchte, Wurzeln und Samen vertragen Temperaturen bis etwa 60 °C.
• Es ist ratsam, die getrockneten Pflanzenteile zu zerkleinern und kurz nachzutrocknen, um sie dann in gut schließenden Gefäßen, vor Licht und Feuchtigkeit geschützt, aufzubewahren (→ Seite 8).

Kleine Heilpflanzenkunde

Ich möchte gern, daß Sie, verehrte Leser, die in diesem Büchlein empfohlenen Heilpflanzen näher kennenlernen. Deshalb stelle ich Ihnen (in alphabetischer Reihenfolge) meine Favoriten unter den vielen bei Blasen- und Nieren-Beschwerden wirksamen Heilpflanzen vor; auch ihre Geschichte, die häufig recht interessant und aufschlußreich ist, habe ich kurz dargestellt.

Ich hoffe, Ihnen damit nicht nur Wissen zu vermitteln, sondern auch Freude am Lesen zu bereiten.

Schon in der Antike bekannt: Ackerschachtelhalm (Zinnkraut)

Die Verwendung des Ackerschachtelhalms läßt sich bis in die Antike zurückverfolgen, denn die »Hippuris« (griechisch = Pferdeschwanz, wegen des Aussehens der unfruchtbaren Triebe), von der Dioskorides um 50 nach Chr. berichtet, ist schon damals ein beliebtes harntreibendes und blutstillendes Mittel gewesen. Albertus Magnus (1193 bis 1280) schätzte die Heilpflanze ebenfalls, und in neuerer Zeit lobte auch Sebastian Kneipp den Ackerschachtelhalm mit den Worten »einzig, unersetzbar« als blutstillendes Mittel. Die heutige Volksmedizin schätzt ihn als »Blutreinigungsmittel« für Frühjahrs- und Herbstkuren, als Mittel zur Behandlung von Rheuma und Gicht, als Husten- und Asthmamittel, als Mittel gegen Was-serstauungen im Körper, bei Hautunreinheiten, brüchigen Fingernägeln und Haarschäden.

Bei so vielen Lobpreisungen taucht natürlich die Frage auf, was nun wirklich von dieser Heilpflanze zu halten ist. Die Wissenschaft, die sehr strenge Maßstäbe ansetzt, ist natürlich zurückhaltender. Das Bundesgesundheitsamt drückt seine Empfehlung so aus: Ackerschachtelhalm-Tee dient der Erhöhung des Harnflusses sowie der Zusatzbehandlung bei Katarrhen im Bereich der Niere und Blase. Letzteres bedeutet, daß sich der Ackerschachtelhalm (wie auch Goldrute, Brennessel oder Löwenzahn) immer dann erfolgreich einsetzen läßt, wenn der Arzt bei der Behandlung von Blasen- und Nierenleiden seinen Patienten rät, zur Durchspülung viel zu trinken.

Dennoch ist Ackerschachtelhalmkraut Bestandteil vieler anderer Tees, die gegen Rheuma und Gicht, Husten und Erkältung eingesetzt werden.

Equisetum arvense ist der botanische Name des Ackerschachtelhalms. Wer ihn nicht genauestens bestimmen kann, der sollte ihn keinesfalls selbst sammeln, denn es gibt auch andere Schachtelhalmarten, die als giftig bezeichnet werden müssen. Der Ackerschachtelhalm wächst vornehmlich auf Brachland, an Straßenrändern, Böschungen und an Feldrändern. Im März erscheinen gelbbraune Sporentriebe und erst viel später grüne, verästelte, bis etwa 40 cm hohe Triebe, das sogenannte Zinnkraut. Was wir vom

Ackerschachtelhalm arzneilich verwenden, sind
nicht die fruchtbaren Sporentriebe, sondern die
unfruchtbaren Sommertriebe, das »Zinnkraut«.
Sie ergeben, an der Luft getrocknet und teege-
recht geschnitten, den Ackerschachtelhalm- oder
Zinnkraut-Tee.

Für die meisten wassertreibenden Tees – so
auch für den Schachtelhalm – weist das Bundesgesundheitsamt darauf hin, daß diese nicht verwendet werden sollen, wenn die Wasserstau-
ungen im Körper durch Insuffizienz (Leistungs-
minderung) von Herz und Niere hervorgerufen
werden. Das abzuklären ist Sache des Arztes.

Ein Desinfektionsmittel für Blase und Niere: Bärentraube

Im Gegensatz zu anderen beliebten Heilpflanzen
wird die Bärentraube noch nicht sehr lange the-
rapeutisch genutzt: Erst in der Mitte des 18. Jahrhunderts fand sie die Aufmerksamkeit der Ärzte.
Am Anfang des 19. Jahrhunderts wurde sie als
Heilmittel aufgeführt, und heute ist sie in allen
gültigen Arzneibüchern genannt.

Bärentraubenblätter sind ein bewährtes und
wirksames Arzneimittel gegen Entzündungen im
Bereich der Niere, der Blase und der ableitenden
Harnwege. Rechtzeitig und richtig angewandt,
kann ein Tee aus Bärentraubenblättern akute
Beschwerden in längstens drei Tagen beheben.

Das Bundesgesundheitsamt empfiehlt Bärentraubenblätter-Tee zur unterstützenden Behandlung von Blasen- und Nierenerkrankungen,
warnt allerdings vor längerer Anwendung, da es
bei Dauergebrauch zu Hydrochinonvergiftungen
kommen kann. Es ist aber nicht nötig, ihn länger
zu trinken, denn die akuten Blasen- und Nieren-
katarrhe klingen nach der Behandlung mit
Bärentraubenblätter-Tee im allgemeinen in
wenigen Tagen ab.

Als Hauptwirkstoff wird Arbutin angegeben.
Das ist zwar richtig, doch muß daraus zuerst die
eigentliche Wirkkomponente, das Hydrochinon,
freigesetzt werden. Das erfordert einen schwach
alkalisch reagierenden Harn. Langfristig erreicht
man das durch reichlich pflanzliche Kost; da aber
die Bärentraubenblätter meistens in akuten
Fällen eingesetzt werden, möchte man den Harn
möglichst schnell alkalisieren, und das erreicht
man durch Zugabe von $1/2$ Teelöffel voll Natrium-
hydrogencarbonat (Natron, auch Bullrich-
Tabletten). Und noch eine Gegebenheit will
beachtet werden, nämlich der sehr hohe Gerbstoffgehalt der Bärentraubenblätter. Gelangt er
voll in den Tee, belastet er den Verdauungstrakt
stark. Man kann auf einfache Weise Abhilfe
schaffen, indem man den Tee kalt ansetzt
(→ Seite 11).

Flavonoide und Triterpene sowie das Monotropein sind weitere Inhaltsstoffe der Bärentraubenblätter.

Arctostaphylos uva-ursi ist der botanische Name der Bärentraube, die in die Familie der Heidekrautgewächse (*Ericaceae*) eingereiht wird. Sie ist ein niederliegender, immergrüner Strauch, der lange Zweige ausbildet, die sich ihrerseits wieder bewurzeln. So findet man ausgedehnte Rasen von großer Dichte. Die ledrigen Blätter sind dick und derb, zumeist verkehrt eiförmig, gelegentlich auch spatelig. Oberseits erkennt man deutlich ein Adernetz. Im Gegensatz zu den Blättern der Preiselbeere ist die Unterseite der Bärentraubenblätter nicht braun punktiert. Die kleinen Blüten der Bärentraube sind weiß und mit rosaroten Zipfeln ausgestattet; die Form ist glocken- oder krugförmig. Die armblütigen Trauben bilden bei der Reife kugelige, rote Beeren aus, die zwar nicht giftig sind, doch im Vergleich zu den Preiselbeeren als ungenießbar bezeichnet werden müssen.

Man kann die Blätter, die allein arzneilich genutzt werden, zwar das ganze Jahr hindurch ernten, doch im Spätsommer sind sie am wirksamsten. Die im Handel erhältlichen Bärentraubenblätter stammen ausschließlich aus Wildbeständen. Unsere Importe kommen aus Spanien, den Balkanländern, Italien und der UdSSR.

Ihre Blätter fördern die Harnbildung: Birke

Im slawischen und germanischen Brauchtum hat die Birke als Zaubermittel eine ganz besondere Rolle gespielt. Man glaubte sich durch Auspeitschen mit einer Birkenrute am Ostersonntag vor Sonnenaufgang Gesundheit »einzuhandeln«, glaubte auf Birkenzweige Krankheiten übertragen zu können; und auf Birkenbesen sollen die Hexen in der Walpurgisnacht auf den Blocksberg geritten sein.

Auch ohne Aberglauben hat die Birke ihren Zauber behalten. An Pfingsten und Fronleichnam werden Hauseingänge mit ihren Zweigen geschmückt, Wegränder werden mit Birken bepflanzt, und im Garten ist sie auch ein gerne gesehener Baum.

Arzneilich genutzt wurden neben den Blättern auch die Rinde, der Birkenteer und der Saft der jungen Birken, den man im frühen Frühjahr zapfte und zu Birkenhaarwasser verarbeitete. Übrig geblieben ist hauptsächlich der Birkenblätter-Tee als Blasen- und Nierenmittel, als Blutreinigungsmittel und als Mittel gegen rheumatische Beschwerden im weitesten Sinne. In zahlreichen Blutreinigungs-Tees (→ Seite 21), Blasen- und Nieren-Tees (→ Seite 16), Rheuma- und Stoffwechsel-Tees sind Birkenblätter als nützlicher Bestandteil enthalten.

Das Bundesgesundheitsamt empfiehlt die Birkenblätter zur Förderung der Harnbildung und zur Behandlung von Erkrankungen, bei denen eine erhöhte Harnbildung erwünscht ist (etwa bei Harngrieß), sowie zur Vorbeugung von Harnsteinen.

Genutzt werden die Blätter beider bei uns vorkommender Birken, der Moorbirke (*Betula pubescens*) und der Hängebirke (*Betula pendula*). Sie werden im Frühjahr gesammelt und getrocknet (→ Seite 25). Obgleich es bei uns viele Birken gibt, können wir auf Importe aus den Balkanländern, der UdSSR und China nicht verzichten.

Unbeliebt als Unkraut – hoch geschätzt als Heilkraut: Brennessel

Ich kann mir nicht vorstellen, daß es noch Menschen gibt, die sich noch nie an einer Brennessel »gebrannt« haben, denn die Kleine Brennessel (*Urtica urens*) und die Große Brennessel (*Urtica dioica)* sind bei uns überaus häufig – in Gärten, auf Schuttplätzen, an Zäunen und Hecken; mit anderen Worten: Brennesseln gibt es überall.

Weniger bekannt ist jedoch, daß es – wenn auch selten – zwei weitere Brennesselarten bei uns gibt, nämlich die meist niederliegende Sumpfbrennessel (*Urtica kioviensis*) und die Pillenbrennessel (*Urtica pilulifera*).

Arzneilich genutzt werden allerdings nur die beiden häufig vorkommenden Arten, und zwar Blätter (auch das Kraut) und Wurzeln.

Das Bundesgesundheitsamt ist bei der Beurteilung dieser Heilpflanze überaus zurückhaltend. Es bescheinigt der Brennessel nur ihre Eignung zur Förderung einer erhöhten Harnbildung und zur Unterstützung der Behandlung von Beschwerden beim Wasserlassen. Das ist zwar genau das Beschwerdebild, um das es in diesem Buch geht; doch will ich hinzufügen, daß die Brennessel auch als Mittel zur Blutreinigung, gegen Hautunreinheiten und sogar gegen Rheuma im weitesten Sinne mit Erfolg genutzt wird. Diese Erfahrung bestätigen naturheilkundlich erfahrene Ärzte.

Die Brennesselrute empfiehlt beispielsweise Professor R. F. Weiß als wirksames Mittel gegen Ischias und Hexenschuß. Man stellt sich zur Behandlung eine Rute frischer Brennesseln (zweckmäßigerweise von der Großen Brennessel) zusammen, um sich damit zu peitschen, und zwar an und im Umfeld von schmerzenden Körperstellen. Das soll an drei aufeinanderfolgenden Tagen je einmal geschehen. Nach einer Pause von drei Tagen darf die Prozedur wiederholt werden.

Brennesselsamen gelten als Kräftigungsmittel für ältere Menschen, und der Brennesselsaft dient nicht nur der sogenannten Blutreinigung (→ Seite 20), er soll auch die Bauchspeicheldrüse wohltuend anregen. Ein wirksames Mittel gegen Diabetes – wie immer wieder einmal behauptet wird – sind weder die Brennesselblätter noch die Brennesselwurzeln.

Für Haustees wie geschaffen: Brombeerblätter und Himbeerblätter

Rubus fruticosus L. ist der botanische Name der Brombeere, die Himbeere nennen die Botaniker *Rubus idaeus L.* Beide Pflanzen gehören in die Familie der Rosengewächse (*Rosaceae*) und liefern uns die schmackhaften Früchte, die, verarbeitet zu Marmelade, Mus oder Saft, ebenso beliebt wie bekannt sind.

Auch die Blätter beider Sträucher werden genutzt – als Tee für alle Tage oder als Grundtee für die verschiedensten Tee-Mischungen zum Dauergebrauch. Wenn der Arzt zum Beispiel seinen Nierenpatienten rät, mindestens zwei Liter Tee am Tag zu trinken, und zwar über Wochen und Monate, dann darf das kein besonders starker Tee sein, geht es doch in erster Linie um die Aufnahme von viel Flüssigkeit zur Durchspülung der ableitenden Harnwege. Ein Tee, der zur Hälfte aus einer Mischung von Himbeer- und Brombeerblättern besteht, zur anderen Hälfte aus wassertreibenden Teekräutern (zum Beispiel Birkenblätter, Löwenzahnwurzeln mit Kraut, Ackerschachtelhalm, Goldrutenkraut), ist dafür besonders gut geeignet. Ältere Menschen, die ebenfalls viel trinken sollen, können mit einer Tee-Mischung aus Himbeer- und Brombeerblättern unter Zusatz von Pfefferminze oder Melisse, Hagebutten oder Hibiskus wohlschmeckende Kräutertees für »alle Tage« bereiten.

Der Brombeerstrauch wächst und wuchert in vielen verschiedenen Sorten und Rassen sowohl in der Ebene als auch im Bergland. Man findet ihn auf Schuttplätzen, in lichten Wäldern, auf Lichtungen, Kahlschlägen sowie an Wegböschungen und sonnigen Abhängen. Sein Gestrüpp kann fast undurchdringlich werden, denn seine Äste und Zweige tragen gebogene Stacheln.

Brombeersträucher haben keine einheitliche Blütezeit; sie blühen mit mehr oder weniger langen Pausen von Mai bis in den Winter. Deshalb findet man an einem Strauch Blüten, unreife und reife Früchte gleichzeitig. Die weißen oder blaßrötlichen Blüten bilden blauschwarze, bei manchen Arten glänzende, bei anderen bereifte Steinsammelfrüchte, die Brombeeren, aus. Mal sind sie größer, mal relativ klein, mal sehr aromatisch, mal wäßrig im Geschmack.

Die Brombeerblätter sind fünfzählig oder dreizählig gefiedert, oberseits glatt, unterseits behaart und an den Blattrippen mit kleinen Stacheln ausgestattet.

Der Himbeerstrauch wächst an den gleichen Stellen wie der Brombeerstrauch. Er wird 1 bis 2 Meter hoch, hat krautige, oftmals gebogene und schwach stachelige Stengel mit handförmig zusammengesetzten Blättern, wobei das Endblättchen gestielt ist. Die eiförmigen Blättchen sind an der Unterseite filzig behaart. Die Farbe der Himbeerblüten schwankt zwischen reinweiß und schwach rosa. Die roten Früchte sind Sammelfrüchte, die sich in reifem Zustand vom kegelförmigen Fruchtboden leicht abheben lassen. Die Blütezeit fällt in die Monate Mai und Juni (Juli); reife Früchte findet man bis in den Herbst hinein. Je karger der Boden ist, auf dem der Strauch wächst, desto aromatischer schmecken die Himbeeren.

Früher wurde Himbeersaft, aus den vollreifen Früchten bereitet, fiebernden Kindern häufig gegeben; er wurde mehr und mehr ersetzt durch Säfte aus Zitrusfrüchten – was ich nicht einzusehen vermag. Himbeeren enthalten nämlich ebenfalls reichlich Vitamin C und daneben die Vitamine der B-Gruppe, Provitamin A und zahlreiche Mineralstoffe wie Kalium, Calcium, Eisen, Magnesium und Phosphorsalze.

Seit dem Mittelalter als Blasen- und Nierenmittel gerühmt: Goldrute

Wenn die Blütenpracht des Sommers zu Ende geht, dann blüht an Waldrändern, Böschungen, auf trockenen Wiesen, Waldlichtungen, Kahlschlägen und auch an Wegrändern, wo die Sonne ungehinderten Zugang findet, die Goldrute. Leuchtend gelb sind ihre Blütenköpfchen, die in einfachen Trauben oder in Rispentrauben angeordnet sind. Sie duften schwach aromatisch. Die Botaniker nennen diese Heilpflanze *Solidago virgaurea* und reihen sie in die Pflanzenfamilie der Körbchenblütler (*Asteraceae*) ein.

Arzneilich verwendet wird das ganze Kraut, wobei man jedoch bei der Ernte auf die verholzten unteren Teile der über einen halben Meter hohen Pflanze verzichten und der Blühregion den Vorzug geben sollte.

Ob man die Goldrute bereits in der Antike verwendet hat, darüber gibt es wenig gesicherte Erkenntnisse. Ein Hinweis von Hieronimus Brunswieg, den Hieronymus Bock (1592) überlieferte, bezieht sich auf die alten Germanen, bei denen die Goldrute als Wundkraut genutzt wurde. Seit dem Mittelalter rühmt man sie als Blasen- und Nierenmittel, und auch heute gilt die Goldrute als eine wirksame Heilpflanze, wenn es darum geht, Entzündungen der Blase und Niere sowie der ableitenden Harnwege zu behandeln. Auch wenn der Arzt rät, viel zu trinken, kann das ein Tee aus Goldrute sein. Tees, die zur Frühjahrs- und Herbstkur eingesetzt werden, enthalten ebenfalls Goldrutenkraut.

Das Bundesgesundheitsamt empfiehlt Goldrute zur Erhöhung der Harnmenge bei Entzündungen der Blase und der Niere. Die aktivierende Wirkung der Goldrute auf den gesamten Körperstoffwechsel hat dazu geführt, sie auch bei Rheuma und Gicht auszuprobieren. Die Berichte darüber sind erfolgversprechend, doch die Wissenschaft kennt bisher noch keine Wirkstoffe, die die Anwendung rechtfertigen können.

Neben der hier beschriebenen Echten Goldrute gibt es in unseren Gärten oder daraus verwildert noch zwei andere Goldrutenarten, die *Solidago canadensis* und die *Solidago gigantea ssp. serotina*. Ihre Wirkstoffe sind denen der als Heilmittel anerkannten Goldrute sehr ähnlich, doch die arzneiliche Verwendung dieser Arten ist noch nicht offiziell empfohlen.

Die vitaminreichen Früchte der Heckenrose: Hagebutten

Die Heckenrose, auch Hundsrose, Hainrose, Wilde Heiderose, Hagrose, Hiefenstrauch oder Heinzerlein genannt, den Botanikern unter dem Namen *Rosa canina L.* bekannt, ist die Urform der vielen verschiedenen Zuchtrosen, deren Blüten meist gefüllt sind und betörend duften.

Wie bescheiden nimmt sich dagegen die Wildrose aus; sie wächst als kleiner Strauch an Waldrändern, Rainen, in Gebüschen und Hecken; mit Vorliebe an sonnigen Heidehängen und Böschungen. Nur selten wird sie höher als 2,50 Meter. Die mit derben Stacheln besetzten Stämmchen und Äste hängen über; sie sind mit unpaarig gefiederten Blättern besetzt, die am Grunde beiderseits geflügelt sind und aus 5 bis 7 Fiederblättchen bestehen. Die hellrosa Blüten, die sich im Juni, oft auch noch im Juli öffnen, sind ungefüllt und duftlos. Aus der fleischigen Blütenachse entwickeln sich die in reifem Zustand leuchtendroten Hagebutten, die viele steinharte Schließfrüchte (Nüßchen) enthalten und ausgestattet sind mit Borstenhaaren – als »Juckpulver« allgemein bekannt.

Arzneilich verwendet werden die Hagebutten, weil sie erfrischend schmecken, Vitamin C und andere Vitamine (B_1, B_2, K, P), wichtige Mineralstoffe und Spurenelemente enthalten. Ein Tee aus den geschnittenen und getrockneten Früchten ist ein belebender Frühstückstee, er eignet sich gegen den großen Durst im Sommer ebenso wie als Heißgetränk im Winter.

Hagebutten sind Bestandteil vieler Tee-Mischungen; vor allem solcher, die in Erkältungszeiten zur Vorbeugung oder zur Linderung bei grippalen Infekten getrunken werden. Fiebernden Kindern schmeckt der Hagebutten-Tee pur oder mit Honig gesüßt sehr gut. Spezifische Wirkungen konnte man bislang nicht nachweisen, sieht man einmal von der leicht laxierenden (abführenden) Wirkung durch die Fruchtsäuren oder der leicht wassertreibenden Wirkung vor allem der Kerne ab.

Beliebt ist auch eine Marmelade aus den überreifen Hagebutten; sie soll den Appetit anregen und »Morgenmuffel« aktivieren. In Franken wird sie Hiefenmark genannt und als Füllung in Pfannkuchen gegeben.

Teefreunden, die ihre Tees gern selbst sammeln und aufbereiten, fragen immer wieder, ob sie auch andere Rosenfrüchte für die Teebereitung verwenden können. Grundsätzlich ist das wohl möglich, doch ich rate davon ab, die Früchte der Duftrosen zu verwenden, weil gelegentlich allergische Reaktionen beobachtet wurden.

Aus den Früchten der Kartoffelrose jedoch läßt sich ein wohlschmeckender Tee bereiten. Da diese Früchte aber recht saftig sind, bereitet das Trocknen Schwierigkeiten; es sollte bei 45 °C im Backofen bei geöffneter Tür erfolgen.

Die getrockneten Hagebutten müssen in jedem Fall vor Licht und Feuchtigkeit geschützt aufbewahrt werden.

Von Pfarrer Kneipp oft eingesetzt: Heublumen

Heublumen, vom Apotheker *Floris Graminis* oder *Graminis flos* genannt, sind ein Gemisch von Blütenteilen, Samen, kleineren Blatt- und Stengelstückchen verschiedener Wiesenblumen, die mit dem Heu zusammen getrocknet wurden. Früher entnahm man sie einfach der Tenne – es war alles das, was die Heugabel nicht mehr erfassen konnte und was sich in immer größerer Schicht auf dem Tennenboden abgelagert hatte. Vor dem arzneilichen Gebrauch wurden die Heublumen durch mehrfaches Sieben von gröberen Stengelteilen und vom Erdreich befreit.

Neben den typischen Wiesengräsern wie Quecke, Trespe, Wiesenlolch oder Wiesenschwingel findet man natürlich auch Bestandteile anderer Wiesenpflanzen. Heublumen sind von sehr unterschiedlicher Zusammensetzung, je nach Menge der darin enthaltenen Wiesenpflanzen. Das war wahrscheinlich der Grund, weshalb ihre heilende Wirkung lange Zeit wissenschaftlich nicht anerkannt war. Doch schon Pfarrer Kneipp (1821 bis 1897) war von der heilsamen Wirkung der Heublumen überzeugt und setzte sie häufig ein.

Heublumen-Auflagen und -Bäder lindern den Schmerz, beruhigen und entspannen die verkrampfte Muskulatur, verbessern die Elastizität des Bindegewebes, steigern die Durchblutung und erhöhen den Gewebestoffwechsel.

Heublumen-Bäder (→ Seite 22), aber auch die alten Heublumen-Anwendungen wie Heublumen-Wickel und Heublumen-Hemden, sind wirksam zur Erhöhung der körpereigenen Abwehrkräfte und werden bei fieberhaften grippalen Infekten (Erkältungskrankheiten) mit Erfolg angewandt.

Sehr gute Erfahrungen hat man mit Heublumen-Bädern auch bei Rheuma gemacht; ebenso lobt man ihre umstimmende Wirkung bei Unruhezuständen im Klimakterium (Wechseljahre) oder zur Linderung der verschiedensten Symptome bei der vegetativen Dystonie. Selbst chronische Hautleiden, Magen-, Darm-, Blasen- und Nierenleiden sprechen auf Heublumen-Auflagen und Heublumen-Voll- oder -Teilbäder gut an.

Bisher hat man bei den Heublumen noch keine speziellen Wirkstoffe entdeckt, durch die verständlich würde, warum Heublumen so wohltuend wirken. Sie enthalten Stoffe, die meist in allen Pflanzen in mehr oder weniger großer Menge enthalten sind; Zucker, Mineralstoffe und Spurenelemente, Proteine (Eiweißstoffe), Stärke, Gerbstoffe und ein wenig ätherisches Öl wurden gefunden. Zusätzlich enthalten Heublumen Flavonoide und Cumarin – vielleicht verdanken sie diesen beiden Inhaltsstoffen ihre heilende Wirkung.

Früher mußte man sich die Heublumen-Säcke (→ Seite 24) selbst nähen und das Heublumen-Bad selbst ansetzen, was beides etwas mühsam war. Heute haben wir es da einfach; Sie bekommen fertig gestopfte Heublumen-Säcke in mehreren Größen und fertige Heublumen-Bade-Extrakte in Ihrer Apotheke.

Erfrischend im Geschmack: Hibiskusblüten

Im Kräuterhandel werden sie als Nubiablüten, als Afrikanische Malve, als Karkade oder Roselle angeboten – es handelt sich immer um die Hibiskusblüten, die Rote Malve, die als *Hibisci flos* sogar in die neueste Ausgabe des *Deutschen Arzneibuches (DAB 9)* aufgenommen wurde. Es handelt sich um die getrockneten, zur Fruchtzeit geernteten Kelche und Außenkelche der wohl in Afrika heimischen, aber auch in China, Mexiko, Thailand und im Sudan angebauten *Hibiscus sabdariffa L.*, eines strauchig wachsenden Malvengewächses.

Hibiskusblüten haben einen erfrischend säuerlichen Geschmack, hervorgerufen von organischen Säuren, Zitronensäure, Hibiskussäure, Apfelsäure, Weinsäure, aber auch reichlich Ascorbinsäure (= Vitamin C), die neben der roten Farbe hauptsächlich den Einsatz dieser Teedroge bestimmen. Immer wenn es darum geht, dem Tee eine erfrischende Note zu geben, ein besseres Aussehen oder einen säuerlichen Geschmack, greift man zu Hibiskusblüten.

In neuerer Zeit hat sich die Wissenschaft ein wenig mehr um die Inhaltsstoffe dieser beliebten Teedroge gekümmert. Man billigt dem Tee eine leichte wassertreibende Wirkung zu, spricht von einer entkrampfenden Wirkung und diskutiert eine Wirkung gegen Eingeweidewürmer. Auch hat man eine leichte antibakterielle Wirkung festgestellt. Das alles reicht aber nicht aus, Hibiskusblüten den Status einer Heildroge zuzugestehen, wie etwa der Kamille, doch werten sie alle Tee-Mischungen, in die man sie hineingibt, merklich auf.

Seit Jahrhunderten bewährt: Kamille

Die Botaniker nennen sie *Chamomilla recutita*, die frühere botanische Bezeichnung *Matricaria chamomilla* ist heute allerdings auch noch gebräuchlich.

In der Volksmedizin kennt man die Kamille seit vielen Jahrhunderten; inzwischen gehört sie zu den am besten erforschten Heilpflanzen. Auch das Bundesgesundheitsamt erkennt die vielseitige Wirkung der Kamille ausdrücklich an. Arzneilich genutzt werden die getrockneten Blütenköpfchen, die *Chamomillae flos (Flores Chamomillae)*, wie sie in der Apotheke genannt werden; sie werden aus Argentinien, Ägypten, Bulgarien, Ungarn und Spanien importiert. Wichtigster Bestandteil dieser Heilpflanze ist das ätherische Öl, das Chamazulen enthält und deshalb eine blaue Färbung hat. Die einzigartige Heilwirkung der Kamille ergibt sich aus dem Zusammenspiel all ihrer Inhaltsstoffe.

Bei Blasen- und Nieren-Beschwerden wird Kamillen-Tee verwendet; es gibt aber weitere arzneiliche Zubereitungen aus Kamille wie Tropfen, Salben und heilende Kosmetika. Überall, wo es darum geht, Wundsein zu bekämpfen, ist diese Heilpflanze überaus wirksam.

Die Kamille ist eine anspruchslose Pflanze, die in Europa auf Äckern, Schuttplätzen und Brachland, an Wegrändern, Böschungen und Feldrainen wächst. Früher war sie ein häufiges Unkraut in Getreideäckern, doch seit Herbizide (Unkrautvertilgungsmittel) zum Einsatz kommen, sind ihre Bestände stark verringert.

Aus einer kurzen Wurzel treibt die Kamille einen 20 bis 50 cm hohen Stengel, aus dem zwei- bis dreifach fiederteilige Blätter wachsen. Am Ende der Triebspitzen sitzen einzeln die Blütenköpfchen; sie bestehen aus einem Kranz weißer Strahlenblüten und vielen (bis zu 400) gelben, röhrenförmigen Scheibenblüten, die von Mai bis Juni blühen. Die Früchte (Samen) sind sehr klein – etwa 20 000 Stück wiegen 1 Gramm.

Neben der echten Kamille gibt es andere Arten. Verwechslungen können für Allergien nach Kamillen-Anwendung verantwortlich sein. Deshalb: Kaufen Sie die Droge in der Apotheke.

Als Farbstoff einst begehrt und beliebt: Krapp

Die Hosen für die französischen Soldaten und die Kopfbedeckungen der Türken, die Fese, wurden früher mit Krapp rot gefärbt; erst die Anilinfarbstoffe haben dieses Färbemittel verdrängt. Die Wurzel ist es, die den roten Farbstoff enthält – wir wissen heute, daß es sich dabei um Alizarin-Abkömmlinge handelt.

Die Krapp-Pflanze, *Rubia tinctorum L.*, besser bekannt unter dem Namen Färberröte, ist in Südeuropa und Westasien heimisch und gehört, wie unsere Labkräuter und der Waldmeister, in die botanische Familie der *Rubiaceae* (Rötegewächse). Sie ist eine ausdauernde krautartige Pflanze mit niederliegenden oder kletternden, vierkantigen Stengeln, die kleine, lanzettliche Blätter und gelblichgrüne Blüten tragen. Der im Erdboden kriechende Wurzelstock wird bis über einen Meter lang. Gedarrt und gemahlen lieferte er den Farbstoff, das Türkischrot. Es gehört zu den ältesten Färbemitteln, die wir kennen; bereits in vorchristlicher Zeit wurde es von Ägyptern, Persern und Indern genutzt.

Wie viele Mittelmeerpflanzen brachten die Benediktiner den Krapp über die Alpen, und Karl der Große forderte in seiner Landgüterordnung seinen Anbau.

Die arzneiliche Nutzung der Krappwurzel läßt sich zurückverfolgen bis zu den Hippokratikern des 5. und 4. vorchristlichen Jahrhunderts, bei denen sie als hervorragendes Mittel gegen Durchfall galt. Bis ins 2. nachchristliche Jahrhundert wurde sie so verwendet. Dann allerdings setzte man sie gegen so viele verschiedene Leiden und Beschwerden ein, daß es unmöglich ist, alle aufzuzählen.

Heute verwendet man die Krappwurzel, die daraus bereitete Tinktur oder einen Wurzelextrakt bei Harnsteinleiden. Die Farbstoffe (Abkömmlinge des Alizarins) gehen bei der Anwendung in den Harn über, der sich dadurch rot verfärbt. Das sollte der behandelnde Arzt seinen Patienten unbedingt sagen, damit der rot gefärbte Harn nicht als »Blutharn« gedeutet wird. Die Ruberythrinsäure, als Hauptwirkstoff der Krappwurzel angesehen, hemmt die Ausfällung von Calciumphosphaten und Calciumoxalaten und beugt somit der Bildung von Phosphat- und Oxalatsteinen vor. Auch die Fähigkeit, Harnsteine durch Herauslösen von Oxalaten und Phosphaten zu zerkleinern, wird der Färberröte nachgesagt: Infolge der krampflösenden Eigenschaft der Droge können Harnsteine leichter ausgeschieden werden.

Als Tee wird Krapp nur noch selten gegeben, was nicht zuletzt daran liegt, daß er nicht sonderlich gut schmeckt. Das Pulver in Kapseln einzunehmen aber ist durchaus zumutbar.

Als Heilpflanze sehr geschätzt: Löwenzahn

Diese vor allem in der Volksmedizin geschätzte Heilpflanze ist auf der ganzen nördlichen Erdhalbkugel zu Hause. Bewundernswert sind ihre große Anpassungsfähigkeit und Genügsamkeit. Wohin auch immer der Wind die mit dem bekannten »Fallschirm« versehenen Samen treibt, fassen sie Fuß. Der Löwenzahn wächst und blüht in Betonrissen auf Parkplätzen, zwischen Pflastersteinen in der Stadt und auf alten Mauern. Je nach Bodenbeschaffenheit wächst er mal üppig und groß, mal zierlich und klein. Mit einer mächtigen Pfahlwurzel im Erdreich verankert, bildet er eine grundständige Rosette mit unregelmäßig gezahnten Blättern aus, die einen weißen Milchsaft führen. Aus der Mitte dieser Blattrosette entwickelt sich der auf hohlem, ebenfalls Milchsaft führenden Stengel endständig sitzende Blütenstand in Form eines Körbchens; der Löwenzahn, den die Botaniker *Taraxacum officinale* nennen, gehört zu den Korbblütlern *(Compositae / Cichoriaceae)*. Die goldgelben Blütenstände sind eine Zierde der Wiesen, Obstgärten, Wegränder und Böschungen im Frühling; bereits im März beginnt der Löwenzahn zu blühen. Nach dem Abblühen wird aus der gelben Blüte ein silberweißer, kugeliger Fruchtstand, die »Pusteblume«, mit Samen, die ein fallschirmähnliches Anhängsel besitzen.

Kein Wunder, daß eine so hübsche und eigenartige Pflanze schon sehr früh die Aufmerksamkeit der Menschen auf sich zog. Im Frühling aß man die Blätter als Salat, um das Mineralstoff- und Vitamindefizit aus der kalten Jahreszeit auszugleichen; man benutzte ihn zur sogenannten Blutreinigungs-Kur; und nicht zuletzt bediente man sich der wassertreibenden, Niere und Blase aktivierenden Eigenschaften als Heiltee.

Rheumakranke probierten ihn aus und fanden Linderung, Galle- und Leberkranke waren mit seiner Wirkung zufrieden, und wer unter unreiner Haut litt, der machte eine Löwenzahn-Tee- oder -Saftkur.

Und heute? An der Beliebtheit des Löwenzahns hat sich nichts geändert, doch da es ihm an besonderen Wirkstoffen fehlt, ist die Wissenschaft recht zurückhaltend mit ihrer Beurteilung. Die Empfehlung des Bundesgesundheitsamtes liest sich so: Störungen im Bereich des Galleabflusses; Befindlichkeitsstörungen im Bereich von Magen und Darm wie Völlegefühl, Blähungen und Verdauungsbeschwerden. Hier hat man offensichtlich die wassertreibende Wirkung des Löwenzahn-Tees übersehen, die Möglichkeit, mit seiner Hilfe durch einen »Wasserstoß« Nieren- und Blasensteine und Nierengrieß auszutreiben und Arthrosen günstig zu beeinflussen.

Wozu ich jeden ermuntern möchte: Essen Sie, so oft es möglich ist, ganz besonders aber im Frühling, Löwenzahnsalat, mischen Sie fein gehackte Löwenzahnblätter unter Quark oder andere Weichkäse, und geben Sie Suppen und Eintöpfen kurz vor dem Servieren gehackte Löwenzahnblätter bei. Magen, Darm, Galle, Leber, Blase und Niere werden es Ihnen danken.

In Europa noch nicht lange bekannt: Orthosiphonblätter

Die im tropischen Asien beheimatete Heilpflanze ist in Europa erst seit 1927 als Blasen- und Nierenmittel bekannt, seither aber so beliebt, daß die Wildbestände die Nachfrage nicht mehr decken können. Man baut sie daher in Indonesien an, von wo auch wir sie importieren.

Orthosiphonblätter ist zwar der offizielle Name der Droge, doch noch bekannter ist sie unter der Bezeichnung Indischer Blasen- und Nierentee. Auch Koemis koetjing wird sie genannt.

Orthosiphonblätter sind eine ideale Ergänzung der Bärentraubenblätter bei der Behandlung von Blasen- und Nierenkatarrhen, zumal sie neben einer desinfizierenden auch eine leichte diuretische (wassertreibende) Wirkung besitzen, die den Bärentraubenblättern fehlt. Hinzu kommt, daß man auch die Orthosiphonblätter kalt ansetzen kann.

Erstaunlicherweise sind die Orthosiphonblätter wissenschaftlich noch recht wenig untersucht. Man kennt als Inhaltsstoffe ätherisches Öl (etwa 0,5%), Flavone, Mineralsalze, vornehmlich Kaliumsalze (etwa 3%), und ist sich bis heute noch nicht sicher, ob auch Saponine zu den Wirkstoffen gezählt werden müssen. Über die Wirkung hingegen herrscht Einigkeit. Das Bundesgesundheitsamt erkennt die Orthosiphonblätter als Heiltee an und empfiehlt sie zur Förderung der Harnbildung zum Beispiel bei Katarrhen im Bereich der Niere und Blase.

Der botanische Name der Orthosiphonblätter ist *Orthosiphon spicatus*. Die Pflanze aus der Familie der Lippenblütler (*Lamiaceae*) wird bis zu 1 Meter hoch, besitzt einen vierkantigen Stengel, an dem die Blätter kreuzgegenständig angeordnet sind. Diese werden 5 bis 6 cm lang und 1 bis 2 cm breit, sind kurz gestielt, eilanzettlich und lang zugespitzt. Die Blätter sind denen der Pfefferminze nicht unähnlich. An den Trieben stehen bläulichweiße Lippenblüten in sechsblütigen Scheinquirlen zu einer verlängerten Scheinähre vereinigt an kurzen Stielen. Blätter und Blüten duften aromatisch.

Zum Nachschlagen

Wegweiser zur richtigen Behandlung

Dieser Wegweiser führt Sie über Ihre Beschwerden zu passenden Heilkräuter-Tees und -Bädern. In alphabetischer Reihenfolge sind jene Beschwerden und Symptome im Zusammenhang mit *Blasen- und Nieren-Beschwerden* aufgenommen, die Sie selbst behandeln können. Angeführt sind auch Beschwerden, bei deren Auftreten Sie unbedingt einen Arzt aufsuchen sollten. In solchen Fällen werden Sie auf den entsprechenden Seiten im Textteil vor einer Selbstbehandlung gewarnt. Außerdem finden Sie in diesem Wegweiser einige andere Beschwerden, die mit den beschriebenen Heilpflanzen ebenfalls behandelt werden können.

So hilft die Naturmedizin

Dr. med. Sigrid Flade
Allergien natürlich behandeln

So helfen Naturheilverfahren bei allergischen Erkrankungen wie Heuschnupfen, Asthma, Neurodermitis, bei Nahrungsmittelallergien und ihren Folgen wie Übergewicht, Magen-Darm-Erkrankungen, rheumatische Gelenkbeschwerden, Migräne, Depressionen und Überaktivität bei Kindern. Mit Richtlinien für eine Anti-Allergie-Diät und weiteren Anleitungen für die Behandlung zu Hause. 96 Seiten, Paperback.

Dr. med. Hartmut Dorstewitz
Erkältung und Grippe natürlich behandeln

So helfen altbewährte Naturheilverfahren und Naturheilmittel bei Schnupfen, Husten, Stirn- und Kieferhöhlenentzündungen, Hals- und Mandelentzündungen und bei fieberhaften grippalen Infekten. Mit Anwendungen für die Behandlung zu Hause. 96 Seiten, Paperback.

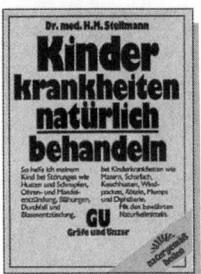

Dr. med. H. Michael Stellmann
Kinderkrankheiten natürlich behandeln

So helfe ich meinem Kind bei Störungen wie Husten und Schnupfen, Ohren- und Mandelentzündung, Blähungen, Durchfall und Blasenentzündung, bei Kinderkrankheiten wie Masern, Scharlach, Keuchhusten, Windpocken, Röteln, Mumps und Diphtherie. 96 Seiten, Paperback.

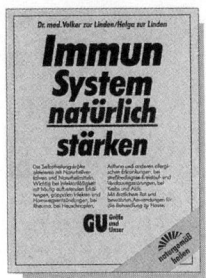

Dr. med. Volker zur Linden
Helga zur Linden
Immun-System natürlich stärken

Die Selbstheilungskräfte aktivieren mit Naturheilverfahren und Naturheilmitteln. Wichtig bei Infektanfälligkeit mit häufig auftretenden Erkältungen, grippalen Infekten und Harnwegsentzündungen, bei Rheuma, bei Heuschnupfen, Asthma und anderen allergischen Erkrankungen, bei streßbedingten Kreislauf- und Verdauungsstörungen, bei Krebs und Aids. Mit ärztlichem Rat und bewährten Anwendungen für die Behandlung zu Hause. 96 Seiten, Paperback.

Renate Zauner
Rückenschmerzen natürlich behandeln

Das hilft bei Kopfschmerzen, Migräne, Bandscheibenleiden, verspannten Rückenmuskeln und anderen Beschwerden der Wirbelsäule. Bewährte Naturheilverfahren, Rat und Hilfen für den Alltag. 96 Seiten, Paperback.

Dr. med. Karl M. Kirch
Schlafstörungen natürlich behandeln

So helfen bewährte Naturheilverfahren und Naturheilmittel bei gestörtem Schlaf und bei Schlaflosigkeit. Mit ärztlichem Rat und vielen Anregungen, mit Übungen und praktischen Anwendungen. 80 Seiten, Paperback.

Dr. med. Fritz Oelze
Herz-Kreislauf-Erkrankungen natürlich behandeln

So helfen die altbewährten Naturheilverfahren und Naturheilmittel bei Kreislaufstörungen, Herzschwäche, Durchblutungsstörungen, bei Bluthochdruck und niedrigem Blutdruck, nach Herzinfarkt und Schlaganfall. Mit hilfreichen Anwendungen für die Behandlung zu Hause. 80 Seiten. Paperback.

Dr. med. Amrei Pfeiffer
Magen-Darm-Beschwerden natürlich behandeln

So helfen bewährte Naturheilverfahren und Naturheilmittel bei Bauchschmerzen, Übelkeit, Erbrechen, Blähungen, Durchfall, Verstopfung und anderen Störungen. Mit wirkungsvollen Anwendungen für die Behandlung zu Hause. 96 Seiten, Paperback.

Dr. med. Robert M. Bachmann
Rheumaschmerzen natürlich behandeln

So helfen Naturheilverfahren und Naturheilmittel bei der Behandlung von Arthritis, Arthrose, Gicht und anderen rheumatischen Erkrankungen der Gelenke, der Muskeln, Nerven und Sehnen. Mit wirkungsvollen Anwendungen für die Behandlung zu Hause. 96 Seiten, Paperback.

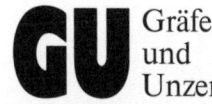

GU Gräfe und Unzer

Die Hausapotheke unserer Zeit

GU Homöopathie-Ratgeber:

Werner Stumpf
So hilft Homöopathie bei Erkältung und Grippe
Schnupfen, Husten, Hals- und Mandelentzündung, fieberhafte grippale Infekte homöopathisch behandeln. 48 S., Paperback.

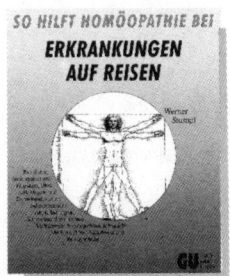

Werner Stumpf
So hilft Homöopathie bei Erkrankungen auf Reisen
Reisefieber, Seekrankheit und Flugangst, Übelkeit, Magen- und Darm-Beschwerden, Schmerzen aller Art, Erkältungen, Sonnenbrand und leichte Verletzungen homöopathisch behandeln. Mit Erste-Hilfe-Maßnahmen und Reiseapotheke. 48 S., Paperback.

Werner Stumpf
So hilft Homöopathie bei Kopfschmerz und Migräne
Kopfschmerz in vielerlei Ausprägung, die häufigsten Migräneformen und Gesichtsneuralgien homöopathisch behandeln. 48 S., Paperback.

Werner Stumpf
So hilft Homöopathie bei Magen- und Darm-Beschwerden
Bauchschmerzen, Völlegefühl und Erbrechen, Blähungen, Durchfall und Verstopfung homöopathisch behandeln. 48 S., Paperback.

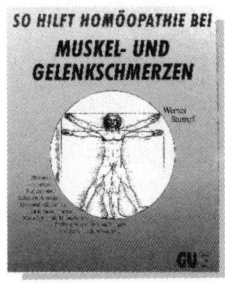

Werner Stumpf
So hilft Homöopathie bei Muskel- und Gelenkschmerzen
Rheumaschmerzen, Nacken- und Schulterschmerzen, Hexenschuß, Ischias und Kreuzschmerzen, Wadenkrämpfe, Muskelkater, Prellungen und Verstauchungen homöopathisch behandeln. 48 S., Paperback.

Werner Stumpf
So hilft Homöopathie bei Nervosität und Schlafstörungen
Nervöse Beschwerden wie Ruhelosigkeit, Herzklopfen und Angstzustände, Schwitzen, Zittern und Atemnot, Einschlafstörungen, Durchschlafstörungen und vorzeitiges Erwachen homöopathisch behandeln. 48 S., Paperback.

Werner Stumpf
So hilft Homöopathie bei Kinderkrankheiten
Unruhe, Erbrechen, Blähungen, Durchfall, Verstopfung, Beschwerden beim Zahnen, Schnupfen, Husten, Hals- und Ohrenschmerzen, Masern, Windpocken, Mumps, Röteln, Bettnässen, Schulangst, Konzentrationsschwäche homöopathisch behandeln. 48 S., Paperback.

GU Heilpflanzen-Ratgeber:

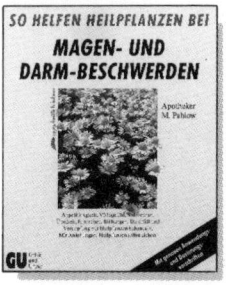

Apotheker M. Pahlow
So helfen Heilpflanzen bei Magen- und Darm-Beschwerden
Appetitlosigkeit, Völlegefühl, Sodbrennen, Übelkeit, Erbrechen, Blähungen, Durchfall und Verstopfung mit Heilpflanzen behandeln. Mit Anleitungen: Heilpflanzen selbst ziehen. 48 S., Paperback.

Apotheker M. Pahlow
So helfen Heilpflanzen bei Blasen- und Nierenbeschwerden
Reizblase, Blasenkatarrh, Bettnässen, Prostatabeschwerden, Nierengrieß, Bakteriurie, Blasen-

und Nierenentzündung mit Heilpflanzen behandeln. Empfehlungen für die Blutreinigung. Mit Anleitungen: Heilpflanzen selbst ziehen. 48 S., Paperback.

Apotheker M. Pahlow
So helfen Heilpflanzen bei Erkältung und Grippe
Schnupfen, Husten, Heiserkeit, Halsschmerzen, Stirnhöhlenkatarrh, akute und chronische Bronchitis und Asthma mit Heilpflanzen behandeln. Mit Anleitungen: Heilpflanzen selbst ziehen. 48 S., Paperback.

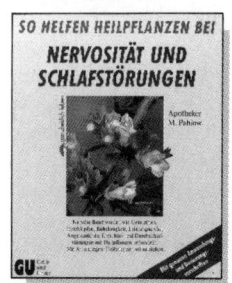

Apotheker M. Pahlow
So helfen Heilpflanzen bei Nervosität und Schlafstörungen
Nervöse Beschwerden wie Gereiztheit, Herzklopfen, Ruhelosigkeit, Leistungsabfall, Angstzustände, Einschlaf- und Durchschlafstörungen mit Heilpflanzen behandeln. Mit Anleitungen: Heilpflanzen selbst ziehen. 48 S., Paperback.

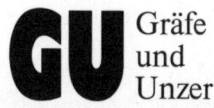

GU Gräfe und Unzer

Bücher, die weiterhelfen

Bachmann, Dr. med. Robert M.: *Rheuma-schmerzen natürlich behandeln*; Gräfe und Unzer Verlag, München

Bachmann, Dr. med. Robert M., Lothar Burg-hardt: *Kneippen für jeden*; Gräfe und Unzer Verlag, München

Dorstewitz, Dr. med. H.: *Erkältung und Grippe natürlich behandeln*; Gräfe und Unzer Verlag, München

Eichborn, Benita von: *Gemüse aus der Vollwert-küche*; Gräfe und Unzer Verlag, München

Flade, Dr. med. Sigrid: *Allergien natürlich behandeln*; Gräfe und Unzer Verlag, München

Hopfenzitz, Petra, Dr. med. H. Lützner: *Fasten und Meditation*; Gräfe und Unzer Verlag, München

Huth, Dr. med. Almuth, Dr. med. Werner Huth: *Meditation*; Gräfe und Unzer Verlag, München

Kirch, Dr. med. Karl M.: *Schlafstörungen natürlich behandeln*; Gräfe und Unzer Verlag, München

Langen, Prof. Dr. med. D.: *Autogenes Training für jeden*; Gräfe und Unzer Verlag, München

Linden, Dr. med. Volker zur, Helga zur Linden: *Immunsystem natürlich stärken*; Gräfe und Unzer Verlag, München

Lützner, Dr. med. H.: *Wie neugeboren durch Fasten*; Gräfe und Unzer Verlag, München

Lützner, Dr. med. H., H. Million: *Richtig essen nach dem Fasten*; Gräfe und Unzer Verlag, München

Marzell, Heinrich: *Die heimische Pflanzenwelt im Volksbrauch und Volksglauben*; Leipzig 1922

Oelze, Dr. med. Fritz: *Herz-Kreislauf-Erkran-kungen natürlich behandeln*; Gräfe und Unzer Verlag, München

Pahlow, Mannfried: *Das große Buch der Heil-pflanzen. Gesund durch die Heilkräfte der Natur*; Gräfe und Unzer Verlag, München

Pahlow, Mannfried: *Heilpflanzen-Kompaß*; Gräfe und Unzer Verlag, München

Pahlow, Mannfried: *So helfen Heilpflanzen bei Nervosität und Schlafstörungen; So helfen Heilpflanzen bei Magen- und Darm-Beschwer-den; So helfen Heilpflanzen bei Erkältung und grippalen Infekten*; alle Titel: Gräfe und Unzer Verlag, München

Petzoldt, Dr. med. R.: *Sprechstunde: Diabetes. Rat und Hilfe bei Typ-I- und Typ-II-Diabetes*; Gräfe und Unzer Verlag, München

Pfeiffer, Dr. med. Amrei: *Magen-Darm-Beschwerden natürlich behandeln*; Gräfe und Unzer Verlag, München

Podlech, Dr. rer. nat. Dieter: *Naturführer Heil-pflanzen*; Gräfe und Unzer Verlag , München

Recht, Christine: *Küchenkräuter-Kompaß*; Gräfe und Unzer Verlag, München

Schindler, H.: *Die Heilkräfte der Natur*; Wien 1974

Schreiber, Elisabeth, Mannfried Pahlow: *Homöopathie für jeden*; Gräfe und Unzer Verlag, München

Stellmann, Dr. med. H.M.: *Kinderkrankheiten natürlich behandeln*; Gräfe und Unzer Verlag, München

Stumpf, Werner: *So hilft Homöopathie bei Erkältung und Grippe; So hilft Homöopathie bei Kopfschmerz und Migräne; So hilft Homöopathie bei Magen- und Darm-Beschwerden; So hilft Homöopathie bei Nervosität und Schlafstörungen; So hilft Homöopathie bei Erkrankungen auf Reisen; So hilft Homöopathie bei Muskel- und Gelenkschmerzen; So hilft Homöopathie bei Kinderkrankheiten*; alle: Gräfe und Unzer Verlag, München

Weiß, Rudolf F.: *Lehrbuch der Phytotherapie*; Hippokrates Verlag, Stuttgart

Wolff, Prof. Dr. med. H.-P.: *Sprechstunde: Bluthochdruck*; Gräfe und Unzer Verlag, München

Zauner, Renate: *Rückenschmerzen natürlich behandeln*; Gräfe und Unzer Verlag, München